nü xing 90% de bing
shi bie chu lai de

女性90%的病是憋出来的

罗博士教你不憋屈，不上火，不生病

罗大伦————

著

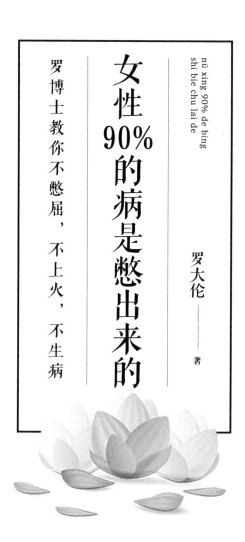

天津出版传媒集团

天津科学技术出版社

图书在版编目（ＣＩＰ）数据

女性90%的病是憋出来的：罗博士教你不憋屈，不上
火，不生病 / 罗大伦著. -- 天津：天津科学技术出版
社，2020.3（2021.1重印）

ISBN 978-7-5576-7321-5

Ⅰ.①女… Ⅱ.①罗… Ⅲ.①女性－心理保健 Ⅳ.
①R161.1

中国版本图书馆CIP数据核字(2019)第279986号

女性90%的病是憋出来的：罗博士教你不憋屈，不上火，不生病

Nü XING 90% DE BING SHI BIE CHULAI DE:
LUOBOSHI JIAONI BUBIEQU BUSHANGHUO BUSHENGBING

责任编辑：孟祥刚　　刘丽燕

责任印制：兰　毅

出　　版：天津出版社传媒集团
　　　　　天津科学技术出版社

地　　址：天津市西康路35号

邮　　编：300051

电　　话：（022）23332490

网　　址：www.tjkjcbs.com.cn

发　　行：新华书店经销

印　　刷：北京中科印刷有限公司

开本710×1 000　1/16　印张14.25　字数180 000

2021年1月第1版第2次印刷

定价：48.00元

前言

女人如何才能不憋屈，
不上火，不生病

　　这些年来，与病人打的交道越久，我越能意识到一件事：很多疾病都是不良情绪导致的，这一点在女性身上尤其明显。

　　什么是不良情绪？

　　看到"不良"两个字，人们会习惯性地想到那些负面情绪，比如愤怒、伤心和恐惧，并将其等同于不良情绪。但我这里所说的不良情绪，和传统的划分方式并不一样。

　　事实上，人有任何情绪都是正常的，也是必需的。关键时刻，愤怒可以捍卫我们的尊严，不至于随意被欺辱；亲人去世，我们悲伤哭泣，这是最真挚深沉的情绪；恐惧可以警示危险，让我们避免灾难。但是，任何情绪都必须适量，以便于我们能够承受、排解，让情绪从心中流过，从身体中流走。

　　身体与情绪的关系，就像河床与河水的关系，良好的情绪应该是：流淌但不郁结，经历但不压抑，感受但能放下。正如流水不腐，无论是喜悦、忧伤、愤怒，还是思虑和恐惧，只要能够从身体的河床中流走，都不会成为问题。但如果情绪一下子来得太多太猛、太澎湃激烈，狭窄的河道便会难以容纳，这时，憋住的情绪会导致洪水泛滥，最终冲毁作为河床的身体。中医说"喜伤心"，就是指大喜之情突然降临，不能及时通过身体，对心脏造成了伤害；而"怒伤肝"则是愤怒太多，憋屈在身体中，导致了肝气病。

所以，不良情绪并非是负面情绪，而是那些被压抑憋屈在心里和身体里、没有排解出去的情绪，心理学称之为"压迫性情绪"。

如今的女性们全都有着多重身份，夫妻感情、职场竞争、亲子关系常常压得女性透不过气，因此，女性最容易受到不良情绪的影响。不良情绪会给身体带来怎样的危害呢？

首先，会影响身体内气的正常运行，导致气郁。简单说，气郁，就是人受了气，没有排解出去，憋屈在心里，然后又传递到了身体中。生活中处处可以见到气郁：辅导孩子的作业，教了五遍还不会，很多妈妈顿时觉得一股气往上顶，于是爆发了"书桌之吼"；和老公吵架，感觉身体内有气在到处乱窜，要么打嗝、泛酸，要么胃痛胃胀，真实体会到了什么叫"气不打一处来"。以上这些都属于气郁，中医说"百病生于气"，是指气的失调会导致各种疾病，而其中危害最大的就是气郁了。

其次，身体中的血，是靠气来推动的，因为憋屈而气郁后，会致使血液循环不畅，出现气滞血瘀和瘀血。让女性苦恼不已的黄褐斑、乳腺增生、子宫肌瘤、子宫癌和乳腺癌等疾病，都与气血阻滞有关。

第三，情绪憋屈，积热化火，会直接导致身体上火。无论是肝火、心火、胃火，还是肺火，都会对身体造成极大的伤害。

第四，脾最重要的功能之一，就是负责运化水湿。而当气郁压制脾脏，水湿无法正常运送和排出，淤积在身体中，便会造成湿郁。风湿关节痛、月经不调以及一些心脏疾病，或多或少会与此相关。

第五，气血不畅，水湿凝聚成痰，又会形成痰郁。中医说"痰郁多怪病"，很多疑难杂症，都有痰郁的影子。

第六，情绪憋屈导致的气郁，还会降低消化功能，致使食物淤积在肠胃中，形成食郁。反过来，食郁又很容易引发消化系统的疾病，甚至一些严重的疾病，比如胃溃疡、肠道溃疡甚至胃癌和肠癌等，也有这个病因的影响。

上面这六种郁结，就是元代著名医学家朱丹溪所说的"六郁"，从中我们可以看到疾病的形成就像连环锁一样，一环套着一环——

不良情绪→气郁→血郁→火郁→湿郁→痰郁→食郁

在这个连环锁中，每个环节都彼此纠缠在一起，互为因果，而不良情绪则排在第一位，必须引起女性的重视。

很多女性告诉我，她们早知道不良情绪有千般不好，但偏偏就是管不住。每次事后反省时的心得都能写本书，可是下次遇到这类情况，还是老样子。

为什么道理全都懂，但还是会生气、憋屈？原因就在于，人们90%的情绪都是无意识的，想要控制情绪，必须从内心深处实现改变。在与病人深入交往的过程中，我发现，不良情绪之所以产生，在于心中所想不能实现，于是看一切都不顺眼、不称心、不如意。换句话说，是想法不通导致情绪憋屈，是认知扭曲导致了不良情绪，最终引发出一系列疾病。我将这些想法称为"认知疾病"，最常见的有四种——

一是"比较病"。这些人总是喜欢与别人比较："凭什么他们就称心如意，自己却过得这么辛苦。"一旦有了这样的想法，人就会愤愤不平，并且难以释怀。

二是"应该病"。认为事情"应该这样，不应该那样"，当事与愿违后，便心怀不满，情绪久久不能平静。

三是"受害病"。认为自己是生活的受害者，这样的想法会让他们长期浸泡在委屈和怨恨中，悲悲戚戚，看不见生活中的光明。

四是"嫌弃病"。认为自己不够好，没有多少价值，被人嫌弃，并由此滋生自卑、羞愧、不安、内疚、忧郁和失望等情绪。

认知本身并不是情绪，却能产生情绪，并且主导情绪。伴随着这些扭曲的认知，情绪喷涌而出，无法及时排解，最终憋屈在身体中，导致百病丛生。

我写这本书的目的，一是介绍身体内的六种郁结，告诉大家如何诊断，如何用相应的方子和方法及时进行调理，避免酿成重病、大病。还有一点，就是希望通过帮助大家改变认知，来调整内心情绪。这些年，我一直致力于讲《道德经》，就是想让更多的人改变扭曲的认知，从源头上避免不良情绪的产生。在我看来，认知扭曲正是人们心中那个执着的我在呐喊："我要在与别人的比较中胜出""我应该这个样子才对""我是受害者""天呀，我被人嫌弃了"。每一次呐喊，都让我们更加憋屈，伤心伤身。而《道德经》则可以突破"我执"的牢笼，换一种眼光看待身边的人和事，甚至是整个世界。当认知改变了，情绪就会发生变化，慢慢地，身体和命运也都会有所改变。

我相信有这样的变化存在，更相信，每位女性都能通过自己的努力改变认知，调整好情绪，做到不憋屈，不上火，不生病。

罗大伦

目 录

第 **7** 章   湿郁：身体中的水牢

第 **8** 章   痰郁：人一旦有了痰郁，怪病就会多起来

第 **9** 章   食郁：难以消化的不仅是食物，还有情绪

结束语   有三种方法，能够化解不良情绪

第 1 章

为什么憋屈的
女人容易生病

1.生命在于运动，健康在于身体内的圆运动

人的生命，以气为"根"，气聚则生，气衰则病，气断了，人也就死亡了。

翻开中医书，我们会碰到很多"气"，诸如正气、元气、肾气、胃气、肝气、胆气、肺气和脾脏之气等，这些气支撑起我们的生命，但是，它们究竟是如何在身体内运转的呢？

我们都见过电风扇，风扇之所以能有风，是因为扇叶在不停旋转。我们的身体也是一样，气在人体内旋转，做着有规律的圆周运动，产生出源源不断的生命活力。

这么说或许有些抽象，我们不妨用一张图来表示：

在人体内，五脏六腑是上下分布的，所产生的气也按照一定的方向运动，恰好形成一个圆圈。

中医讲究五行，认为心属火，位于身体的上部，肾属水，在最下面。心火下降，能温暖肾水，让肾水不至于太寒。肾水受热后，开始上承，一路到达心脏，让心火不至于过热。这一升一降，水火既济，循环往复，宛如身体内的发动机，产生出温和的生命动力。

伴随着肾水上承，脾脏之气，也会上升，将胃吸收的精微物质运送到上面，并与肺吸收的氧气结合，输布全身。

在五行中，脾属土，肝属木。肝木生于肾水，长于脾土。这就像种树，当肾水浇灌，脾土温暖，肝气就会像春天的树木一样向上

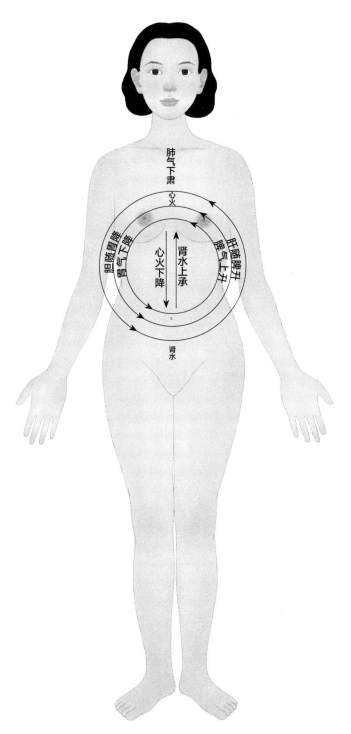

身体内的圆圈运动

升发，呈现出勃勃生机。很多人之所以缺乏生气，长期病恹恹的，十有八九是因为身体内水寒土湿，导致木陷水中，得不到生长，健康被压抑。

通过上页这张图，我们还可以看到，随着脾气和肝气的上升，胃气和胆气则会下降，这就是中医所说的"肝随脾升，胆随胃降"。

由此，我们可以将身体内的气总结出以下几个特点：

一、身体中的气有升有降，循环往复，但严格遵守自己的"交通规则"：肝脾之气走左边，胆胃之气走右边，而且都是单行线，不能逆行，唯有如此才能一路畅通。[1]

二、如果感觉身体左边不舒服，有可能是肝气和脾脏之气不升导致的；右边不舒服，可能是胃气和胆气不降引起的。

三、身体内部气的循环，最终会形成一个圆圈，就像一个逆时针旋转的风扇。

四、如果这个圆圈能井然有序地运转，就会像风扇吹散有害烟尘一样，为身体构建一道坚固的屏障，抵御住外邪的入侵，中医管这叫正气，西医则叫免疫力。人的正气充足，就好比穿了金钟罩、铁布衫，可以百病不侵。相反，如果体内的圆圈运转杂乱无章，或者干脆停转了，势必会正气减弱，免疫力降低，疾病自然乘虚而入。为什么有些女性脸色憔悴，三天两头生病，一会儿月经不调，一会儿偏头痛，而另一些人则气色红润，很少被病痛困扰，差别就在于正气——也就

1　这里需要说明的是，中医所说的肝，不是西医解剖学里人体右边的那个肝，而是肝的系统功能，在身体的左边。

是身体内部的圆圈运动。

　　五、既然气的运行是一个圆圈，环环相扣，那么任何一个环节出了问题，都会拖累整个圆圈运动。不过，这也意味着，我们在解决问题时，可以从任何一个环节入手，医小治大，比如通过疏肝理气，用力猛推一把，让郁结的肝气上升，让整个圆圈重新转动起来，治愈很多疾病。

　　现在人们很重视养生，那么就更应该了解身体的圆圈理论，因为几乎所有的疾病都与之相关。我们不妨来看一看：

　　第3页图显示，肺气本来应该是下降的，但如果肺气上逆会怎么样？那就会导致哮喘，出现胸闷、咳嗽和呼吸困难等症状。著名歌星邓丽君就是哮喘病发作，未能及时医治而去世的。

　　心火应该随着肺气的下降而下降，如果心火不降，憋在上面，人就会口干舌燥，口舌生疮，眼睛发火。同时，因为心火不降，肾水缺乏温暖，人的下半身也会格外寒冷，这叫上热下寒。

　　人吃东西时，食物是从嘴里进入，然后来到胃里，整个过程都是由上而下的，所以胃气必须向下运行，如果胃气偏要往上走，人就会反胃、恶心、胃胀、胃痛。现在很多胃病的症状都是胃气上逆，胆汁反流，这也是气机逆行的结果。

　　肝气应该是随着脾脏之气上升的，如果肝气不升，郁结在那里，或者在身体中乱窜，就会消耗人体内宝贵的津液，当津液消耗殆尽，人会筋脉挛缩。同时，肝气横逆克脾土，会导致脾胃系统的疾病；另外，肝气郁陷，还会出现"风动"的现象，导致各种抖动类的疾病。

　　肾水和脾脏之气本来应该是上升的，肾水要是无法上升，就会心肾不交，出现心悸不安、眩晕、耳鸣、健忘、咽干口燥、腰膝酸软、遗精带下等症状。而脾脏之气不升，消化系统运化无力，则会出现食欲不振、小腹坠胀、神疲乏力，以及气短等症状。

……

中医说"百病生于气"，这里的"气"就是指气机紊乱，即身体内的这个圆圈运动被什么东西卡住，憋在那里，要么转得不那么顺畅，要么干脆不旋转，可以说，很多疾病的源头都在于圆圈运动的失常。

明白了这一点之后，我们就可以用药物、针灸和按摩穴位等方法，以四两拨千斤的力量，轻轻一推，让圆圈恢复旋转，让气的运行重新顺畅起来。清朝乾隆皇帝有位御医，叫黄元御，他治病就特别强调这个身体的特点，他的传人叫麻瑞亭，当年在西安出诊，就用黄元御的一个下气汤，加加减减，调整人体的一个枢机，这个枢机一动，身体的气机就开始做圆运动，一气周流，气血通畅，疾病自然消失了。

2.每次憋屈，都是往身体里埋了一颗地雷

身体内的圆圈运动最容易被什么东西破坏呢？

答案是不良情绪。什么是不良情绪呢？要理解这一点，先要弄清楚情绪是什么。情绪就是你内部的主观感受和心理反应，包括喜悦、悲伤、嫉妒、恐惧和愤怒等。情绪拥有自己的力量，时刻都在影响我们的身体，例如害羞时，我们会脸红，恐惧时，我们会心脏狂跳，愤恨时，我们会咬牙切齿。

人有任何情绪都是正常的，必需的。关键时刻，愤怒可以捍卫我们的尊严，不至于随意被欺辱。亲人去世，我们悲伤哭泣，这是最真挚深沉的情绪。恐惧可以警示危险，让我们避免灾难……所以，这世上不存在没有情绪的人，难就难在任何情绪都必须适量，以便于我们能够承受、排解，从心中流过，从身体中流走。

身体与情绪的关系，就像河床与河水的关系，正常的情绪应该是：流淌但不郁结，经历但不压抑，感受但能放下。流水不腐，无论是喜悦、忧伤、愤怒，还是思虑和恐惧，只要能够从身体的河床中流走，都不会造成问题。但如果情绪一下子来得太多、太猛、太激烈，狭窄的河道无法及时通过，憋住了，洪水失控、泛滥，便会冲毁身体的河床。

所谓不良情绪，就是指那些被压抑、憋屈在心里和身体中，没有排解出去的情绪，心理学称之为"压迫性情绪"，这些情绪很不稳定，总是失控、乱窜，会严重破坏身体内部气的圆圈运动。由于憋屈的情绪各不相同，所以对气的影响也不一样。

一、怒则气上。人为什么会发怒？因为感觉自我遭受了压制和破坏，感觉尊严被别人践踏。有一个成语叫"恼羞成怒"，说明愤怒背后，很可能隐藏着很深的羞辱、委屈和伤害。

"怒则气上"中的"气"，是指整体的气机，但是，表现最突出的是肝气，肝气应该像三月的草木一样，不疾不徐，在春风春雨中按照自己的节奏向上生长，但如果遭受抑制，感到憋屈，就会疯狂飙升，所以中医说"怒伤肝"。

肝气飙升，打破了身体内原本平稳的圆圈运动，血液会突然上溢，表现为面红目赤，头痛头晕，甚至吐血或晕厥。更重要的是，当大量气血突然冲向大脑和面部时，一方面容易引起脑出血，另一方面还会使供应心脏的血液减少，造成心肌缺血。研究表明，暴怒的人容易中风，也容易猝死。

二、喜则气缓。人们通常认为喜悦这种情绪应该多多益善。实际这里应该细分，那种自然而然的、和煦的快乐，我们叫愉悦，这是对身体有益的。可是，那种狂喜，那种放纵的开心，对身体则有害。人高兴过了头，会心气涣散，神不守舍，让圆圈运动变得迟缓，出现少气无力、心悸怔忡的症状，这很容易引发心脏病。

成都曾经有位76岁的老太太，在打麻将自摸时，一时太兴奋，导致心脏病发作。还有位中年男士，成功谈成一大单生意，高兴地请一帮朋友去马场玩，结果跨上马背，刚喊了一声"冲啊"就突然瘫软下来，当场身亡。所以中医里有"喜伤心"的说法，我们常说的"乐极生悲"也有这层意思。

三、悲则气消。这里的"消"不是指"气消了"，而是说气变得"消沉""低落""颓丧"。过度悲伤会抑制肺气的宣发和肃降，使身体圆圈运动的上半部处于关闭状态，上下不通，人就会有气无力，萎靡不振。这就是中医所说的"悲伤肺"。

我认识的一个女孩，因为失恋而伤心欲绝，绝望中患上了肺病。她来找我的时候，身上带着吸氧机，走路都非常吃力。交谈中，我能明显感觉到她内心的憋屈，于是给她疏肝理气，一度调理得很好，都可以正常上班了。但后来听说，她总是过不了失恋的坎儿，病情反反复复，回老家后不久就去世了。可见心病不除，身上的病是很难治愈的。

四、思则气结。中医说"思伤脾"，是指人思虑过度，要么在一件事情上反复琢磨，要么就是操心的事情太多，无论哪种，都会让脾脏之气郁结，停止上升。脾脏之气不升，运化失调，气血不能生化，就会出现食欲不振、气短、精神疲惫等症状。文人们说："衣带渐宽终不悔，为伊消得人憔悴"，就是说女性在多思多虑后身体弱不禁风的样子。

五、恐则气下。在身体圆圈运动中，肾水肾气原本是应该上承的，但恐惧这种情绪，本身是一种退缩下行的力量，所以，恐惧如果太多，就会硬拽着肾水肾气下陷，让气血无法向上运行，所以中医说"恐伤肾"。一个人在极度恐惧时，是会大小便失禁或遗精的，俗话所说的"吓尿"就属于这种情况。我一位北京的朋友，他特别害怕坐飞机，每次坐飞机时都会不停地上厕所，他告诉我，两个小时的飞行时间，他起码要上四五次厕所，这就是典型的因为恐惧而肾气不固、不能上行导致的尿频。

六、惊则气乱。人在突然受到惊吓时，会心气紊乱，心神失常，导致身体圆圈运动失灵。有位女士曾在我的公众号上留言："在我孩子4岁之前，每次与老公吵完架的第二天，孩子都会准时发烧。"她觉得这不是巧合，但又不明白其中的原因。其实原因就在于惊吓。孩子受到惊吓后，小小的身体内气到处乱窜，很容易就生病了。还有一位老人在留言中表示，她的高血压就是被吓出来的。在她年轻时，有位同事逮到了一条蛇，于是拿来吓唬单位里的女孩子，偏偏她是最怕蛇的，看见蛇之后一下子就晕过去了，直到第二天，还觉得天旋地转，去医务室一量，血压明显高了。她的家族并没有高血压病史，但从那以后，她就一直高血压，现在已经 70 多岁，必须天天服用降压药。虽然，我无法断言这位老人高血压的原因一定是被蛇吓出来的，但可以肯定的是，惊吓无疑起到了推波助澜的作用。

七、忧则气郁。忧愁苦闷，会导致圆圈运动变得迟缓，人会因此感到胸闷、气短、不思饮食、腹胀、大小便不爽等。很多女性一到中年，就觉得身体明显在走下坡路，喘不上气，吃不下饭，连大小便都没有以前痛快，这固然有年龄的因素，但最大的原因是担忧发愁的事情太多，房贷车贷、父母养老、孩子学习、夫妻关系，再遇上些工作上的难题，一个消解不及时，气就会郁结在一起。

这七种情绪虽然各不相同，但如果太多，憋屈在身体内，没有及时排解出去，就会变成不良情绪，影响气的圆圈运动。所以，不憋屈，情绪通畅，气就稳定；心理平衡，圆圈运动就平稳。而只要任何一种情绪被憋屈，圆圈运动就会遭到破坏，身体内的气一旦乱了，疾病自己就会找上门来。

很多人认为，心理与身体是两个系统，独立运行。憋屈虽然令心里很不舒服，但不会对身体造成多大伤害，之后便忘得干干净净，但其实不然，身体是有记忆的，即使争吵的小两口和好了，手拉着手愉快地去看电影了，但他们的身体却并未忘记刚才情绪激烈的那一刻。我们这一生，所有被憋屈的情绪，都会被身体如实记录下来，日积月累，最终在某个时候爆发。

可以说，我们每憋屈一次，就是在往身体里埋了一颗地雷，你不知道它们此刻在哪儿，但可以肯定的是，某一天，它们会在你身体最薄弱的地方炸响。正如《丹溪心法》中所说："气血冲和，万病不生，一有怫郁，诸病生焉。故人身诸病，多生于郁。"朱丹溪所说的"怫郁"，就是心情不舒畅，也就是感到了憋屈。

3.身体内的六种郁结，每一种都很要命

儿童心理教育家海蓝博士，最初是一名眼科医生，她经常遇见患视网膜变性和青光眼的病人，许多病人反反复复发病，异常痛苦，最终走向失明。为了帮助病人们免除病痛，她开始寻找疾病背后的原因。

渐渐地，她发现很多疾病在出现症状前，组织器官就已经发生了病变，比如当你感到肝区不适、恶心、厌食之前，肝组织就已经病变了。接下来，她发现组织器官的病变，是因为细胞先发生了改变，可以说，是细胞的变化导致了组织器官的变化。

细胞为什么会变化呢？继续研究下去，她发现，早在细胞发生变化前，分子就已经发生了变化。再后来，她去美国读博士后，而这个阶段，她发现了身体内分子化学变化最重要的因素，竟然是情绪。这一结果，让海蓝博士下决心转而去学习心理学。

海蓝博士所说的情绪，指的是长久憋屈在身体中的情绪。比如，小时候你算不对 1+1=2，这件事本身不会对分子有什么影响，但如果你因此而受到老师或爸爸妈妈的指责，甚至羞辱，这样的经历和感受，就会让你身体内的分子发生化学变化。如果你长期被羞辱，又一直没有得到排解，那么这些积压的情绪就会改变你的细

胞，让组织器官发生病变。正因如此，有心理学家认为，羞辱是天底下第一负能量。

所有人群中，女性是最容易憋屈的。女人本身是情感动物，情绪容易波动，而现在社会中，对于女性的要求也越来越高。女性需要操持家务，需要上班挣钱，需要承担孩子的教育任务，还需要时刻担心自己没有了昔日的容颜。而女性天生的忍耐力，则让很多女性习惯了将不良情绪默默吞进肚里，藏在心里，因此她们也最容易被 7 种憋屈的情绪所伤害，进而引发各种疾病。

对女性健康而言，憋屈是最可怕，也是最隐蔽的力量之一，会引发多种疾病。针对这一点，中医也早有论述，朱丹溪将其总结为六郁：气郁、血郁、火郁、湿郁、痰郁和食郁。

六郁，是中医里的六大疾病模型，追根溯源，其原因都是憋屈。

气郁——憋屈的情绪，憋屈的气

六郁里，气郁要排在首位。身体内气的圆圈运动被卡住，该下降的不下降，该上升的不上升，该转化的不转化，统统塞在一起，造成"交通"瘫痪，这就是气郁。

引发气郁最主要的原因，是憋屈的情绪。

朱丹溪说，情志受挫，或暴怒，或悲哀，或思念太过，都会导致气郁。也就是说，憋屈的情绪，或者转化为暴怒，或者转化为过分的悲伤和思虑等，都会破坏身体内的圆圈运动，让气郁结。所以，情绪憋屈，会导致气的堵塞。

在中医里，气郁是首屈一指的疾病模型，主要是指肝气郁结，会导致高血压、心脏病、月经失调、乳腺增生、乳腺癌、甲状腺结节、糖尿病等。吉林出版集团一位副总经理很多年前患了糖尿病，他对我说，他感觉对血糖影响最大的因素有两个，饮食只能排在第二位，第一是情绪，只要一生气，血糖立马升高。在中医里，糖尿病叫消渴，《临证指南医案》说："心境愁郁，内火自燃，乃消症大病。"身体内憋屈的火太多、太大，开始燃烧，就会口干口渴，多饮多食，疲乏无力，这是患糖尿病的原因之一。

我曾经出差时，遇到一位银行的行长，他患有糖尿病，请我给看看舌象、诊诊脉，我一看舌象，就说他是明显的肝气不舒、情绪不好，于是就说您要注意情绪，这个糖尿病，是和不良情绪密切相关的。他听了以后，连忙说太对了，他说自己的糖尿病就是若干年前的一次刺激引起的。当时他贷款给一个客户，他当时认为这个人特别诚信可靠，所以非常相信他，甚至成了非常好的朋友，结果突然有一天，这个人携款逃跑了！他说当时觉得犹如晴天霹雳，他都开始怀疑人生了，这么好的朋友，怎么能这样？然后，就觉得身体不适，去医院检查，血糖就开始升高了。

我曾经与北京中医院的副院长王国玮一起做节目，我说80%的人得病都与情绪有关。王院长表示认同，还补充说，90%女性的病都与情绪有关，是不良情绪引起的。

最初，对于这一说法，我还有点儿忐忑，担心是不是夸大了情绪对身体的影响，但随着接触的病人和病症越多，越发觉得这种说法十分准确。美国亚特兰大疾病控制中心发现，90%的疾病都和精神压力有关，而情绪会带来深层次的压力效应，尤其是被刻意压制的情绪，即憋屈的不良情绪。现在无论是西医，还是中医，都越来越重视情绪对身体的影响，你到医院看完病，医生在叮嘱注意事项时，都会让你调整好情绪，告诉你，不生气，就不容易生病，情绪好了，病就好得快。

很多人喜欢研究长寿秘诀，但仔细观察那些百岁老人，他们的生活习惯各不相同，有些听起来还不怎么健康，比如有的人抽烟，有的人喝酒，有的人一直吃素，有的人无肉不欢……但相同的是，所有百岁老人都不憋屈。跟他们聊天，你会发现他们内心坦荡，不纠结、不虚荣、不抱怨、不斤斤计较、不记仇、不憋屈，即使到了期颐之年，依然怀有一颗赤子之心。有一次我看到一位老人放风筝，玩得跟小孩一样开心，一问他年纪，90 多岁了。

我认识两位著名的老中医，他们的医术都很高超，其中一位家里富丽堂皇，好像宫殿一样，我坐在里面都有些惶恐；另一位家中就简陋得多，但满屋子都是书，一进他家门，就给我一种平静舒服的感觉。第一位老中医不到 70 岁就去世了；第二位 90 多岁了，还在给别人看病，精力旺盛，满面红光，脸跟婴儿一样。两个人最大的区别，就是后者心态平和，一直与世无争。

在南京，有一位中医耳鼻喉名医叫干祖望，他也是我非常崇拜的人，我的很多经验都是从干祖望老先生那里学来的。老先生活了 100 多岁，是真正长寿之人。他养生的秘诀，就是八个字，叫：童心、龟欲、蚁食、猴行。拥有童心不仅活泼、可爱、单纯，还能够让身体内的圆圈运动畅通无阻，不气郁，所以才很少生病，容易长寿。相反，那些精于算计的人，特别容易因一时得失而生气，通常情绪憋屈，气机郁结。

血郁——憋住了气，堵住了血

中医认为"气为血之帅"，气郁必定导致血郁，出现胸胁痛、四肢无力、月经不调、痛经等症。朱丹溪说："情志致郁，初起伤气，继而及血。"意思是，憋屈的情绪最先伤害气，接着伤害血。

气与血，是滋养身体最重要的养分，它们一旦郁结堵塞，就会导致一系列疾病。

气滞血瘀，是中医另一个重要的疾病模型。瘀血会加快衰老，由内而外全面损害女性的身体。血流不畅，有害物质慢慢淤积在脸上，就会形成各种各样的斑。淤积在身体内，则容易患上子宫肌瘤、乳腺增生、宫颈炎、乳腺癌、宫颈癌和子宫癌等。

很多女性拼命去美容院祛斑，却依然没有什么效果，因为瘀血没有祛除，不仅对外人很显老，对内还容易让身体长瘤。

火郁——情绪上火，身体上火

火郁，通俗的说法叫"上火"。当憋屈的情绪太多，太强烈，身体内的圆圈运动就会被卡住，各种气郁结在一起，相互堵塞、挤压、摩擦，就像用硬木去摩擦另外易燃的木材，很容易转化为火。

朱丹溪说："气有余便是火，气不足便是寒。"

情绪上火会直接导致身体上火，不管是肝火、心火、胃火，还是肺火等，都与憋屈的情绪有关。

情绪上火，表现为急躁、易怒、紧张、担心和恐惧等。身体上火，表现为眼睛红肿、口角糜烂、牙痛、脸上长痘、咽喉痛、口苦泛酸、头昏脑涨、尿黄等。

湿郁——身体中的水牢

古装片里我们常能见到水牢，那是一种让人生不如死的刑罚，而在生活中，我们的身体也常会因湿郁，遭受类似的痛苦。当身体出现气郁后，脾脏之气就会被阻滞。脾最重要的功能之一，是负责运化水湿，脾脏之气受阻，水湿不能通过正常的渠道运送和排除，淤积在身体中，这就是湿郁。

湿郁，是身体中的水牢，幽禁其中，会让人感觉胸闷、胃胀，头昏昏沉沉，食欲不振，周身走痛或关节痛，遇寒则发。一些女性的眼袋很大，也是因为湿郁水肿，这种情况下，再名贵的眼霜也难有效果。

痰郁——痰郁怪病多

气血郁结导致水湿郁结，而水湿凝聚成痰，便会形成痰郁。

中医认为，痰分为两种：一种是有形之痰，也就是我们咳出来，肉眼可见的痰；一种是无形之痰，也就是滞留在我们身体内部的痰，我们看不见它们，却能感受到它们的危害。无形之痰会阻塞血管和经络等通道，让人患上各种意想不到的疾病。

食郁——食物卡住了身体

气郁导致脾脏之气不升，胃气不降，这会降低消化功能，让食物淤积在身体内，出现消化不良，食欲不振，感觉从胃里往上直冒酸水等症状。

食郁的原因除了吃了太多或不干净的食物之外，还与憋屈的情绪紧密相关。因为肠胃不受大脑的支配，却会直接受情绪的影响。许多女性一生气，就胃痛胃胀，或拉肚子，就是这个原因。

食郁会引发许多消化系统疾病，甚至一些严重的疾病，包括胃溃疡、肠道溃疡，甚至胃癌、肠癌等，都有它的影子在里面。

看了上面的介绍，相信你也了解到，很多时候，疾病的形成就跟一个连环锁一样，一环套着一环——

不良情绪→气郁→血郁→火郁→湿郁→痰郁→食郁

在这个连环锁中，每个环节彼此都纠缠在一起，互为因果，排在第一位的是不良情绪。但如果追根溯源，我们还会发现，不良情绪之所以产生，在于我们所想的不能实现，看一切都不顺眼，不称心，不如意。换言之，是我们的想法不通导致了情绪憋屈，如果我们的想法变好后，情绪就会变好，而情绪变好后，就能做到不憋屈，不上火，不生病。

第 2 章

心里有疙瘩，体内就容易有结节、增生和肿瘤

1.疾病，是憋屈的情绪在身体中呐喊

很多女性患者告诉我，她们得的病很奇怪。比如会无缘无故地偏头痛，疼到头痛欲裂；会不明原因地胃痛胃胀、打嗝、泛酸、恶心、呕吐；会感到皮肤灼烧、疼痛、痒麻，就像蚂蚁在上面爬；会平白无故地浑身长满斑点；会常年月经不调；会无缘无故心慌心悸，怀疑自己心脏有问题……这些女性跑到医院检查，各种仪器用了个遍，却查不出有什么疾病，但自己又确实感觉很难受，吃不下饭，睡不好觉。

其实，这些女性的症状，都与憋屈的情绪有关，但由于还没有造成器质性的病变，所以仪器和验血也检查不出来。

我们在上一章说过，人的身体是有记忆的。憋屈的情绪一旦堵在心里，最终就会通过身体寻找出路，心理学上有个词专门用来描述这种现象，叫作"躯体化"，也就是憋屈的情绪转化为身体的疾病。

在西医里，"躯体化障碍"被看成是一种神经症，属于心理学范畴。但在中医看来，这种认识远远不够，因为圆圈运动理论告诉我们，不良情绪对身体的伤害是全方位的、多维立体的，会深入到身体的每一个角落，影响每一个细胞和分子。

有一位四川姑娘，嫁的老公人不算坏，但脾气暴躁，特别喜欢指责、教训她，稍不如意，就会雷霆大发。几乎每天，俩人都会为做饭时放多少盐这类小事吵得昏天黑地，姑娘希望维持家庭的稳定，所以一直忍气吞声，默默承受着来自老公的怒火。过了些年，她的身体发生了变化，原本很健康的人，却变得消瘦，脸色黝黑。她到医院检查，发现是肾癌晚期，两个肾全癌变了。

单独来看，我们无法看出她患病的原因，但如果你了解她的婚姻、她的家庭，知道她每天承受的压力和心里的委屈，那么，她的病因就一清二楚了。

人活着从来就不是只有肉身，还有情感、思想和心灵。一些西医过分重视肉体，忽视了心灵。可以说，很多西医是相对唯物的，将身体当成机器来看待，最多视其为用来传承"基因"的肉体，但是疾病绝不是简单的身体问题，还是一个心理问题、情感问题。因此有人说，医学不只是科学，二者之间不能画等号。医学里含有科学，但科学不是医学的全部，只是医学的一部分。医学还应该包括哲学、社会学、人类学、艺术、心理学、环境学，以及家庭关系学等。

所以，生理疾病承载了我们的生活史、情感史、宗教信仰史。很多人在得大病前，都经历过较大的情感打击，很多大病都是多年情感压抑的最终爆发，从这个角度来看，那位四川姑娘所患的晚期肾癌，其实就是长期憋屈的情感通过身体发出呐喊，可惜她未能提早听到。

类似的病例我还见过不少，小时候我家邻居是一位中学女老师，丈夫是大学教授。在我的记忆里，女老师人很好，非常善良温柔，后来，她的丈夫出轨了一位年轻漂亮的女大学生，而且被丈夫的同事碰巧看到了，顿时弄得满城风雨。女老师表面上一切如常，但只过了两年，她就得肺癌去世了。我当时不懂其中原因，现在才明白，这叫"木火刑金"。老公出轨，她不愿意像个泼妇一样大吵大闹，只能把火忍在肚子里，以至于肝火很大，整天让肺遭受火刑，最终导致肺癌。

所以，千万不要忽视憋屈对身体的危害，它付出的代价很可能是生命。也不要认为凡事忍一忍就过去了，事情即使过去了，身体却不会就此过去。按照中医的说法，憋屈会扰乱你的圆圈运动；按照西医的说法，憋屈会让身体分子发生化学变化。无论哪种说法，都说明心理痛苦是会转化为身体痛苦的，人的心里存着多少个疙瘩，身体内就可能埋着多少处堵塞，长着多少个结节、增生，甚至肿瘤。

每天都有很多人向我咨询健康问题，很多二三十岁的女性，就已经患上了乳腺增生，甚至是乳腺癌、肝癌和甲状腺癌等疾病，这些都与憋屈有着直接的关系。

做女人着实不易，尤其是中年之后，摸着脸上的皱纹，真实感受到了青春易逝，夫妻间话题越来越少，丈夫爱手机胜过爱自己，孩子开始了鸡飞狗跳的叛逆期，工作上还要担心被活力十足的新人拍死在沙滩上，这一切，都会让她们憋屈不已，满腹委屈，却又无处倾诉。但是，越是到了这个时候，女性就越是要懂得爱自己、心疼自己，你要明白，你的情绪会直接影响你的身体，不要等得了大病后才恍然醒悟：原来这个病，竟然是被自己生生憋出来的。

2.有什么样不良情绪，就容易得什么疾病

如果把身体比喻为一个容器，情绪就是容器中的水，当情绪憋屈，承受压力时，就会暴力突围，对容器造成破坏。我们常说"肺都气炸了"，这是一个比喻，但也是个事实。

有什么样的不良情绪，就容易得什么样的疾病。民国时期，东北有位名叫王凤仪的人，将不良情绪与身体疾病做了对应，现代人给总结了一下，结合现代的疾病，大致如下——

怨，有可能造成胃脘疼闷、胀饱、噎膈、上吐下泻、胃虚、胃炎、胃溃疡、胃黏膜脱落，甚至胃癌等疾病。

恨，有可能造成冠心病、心肌炎、心积水、二尖瓣狭窄、心肌梗死、癫狂失语等疾病。

恼，有可能造成气喘、咳嗽、吐血、肺虚、肺炎、肺结核等疾病。

怒，有可能造成头晕眼花、耳聋、牙疼、嘴斜眼歪、中风不已、半身不遂、肝胆病。

烦，有可能造成腰疼、腿酸、肚腹疼痛、腰椎间盘突出、腰椎结核、股骨头坏死、糖尿病，以及尿毒症等疾病。

对于疾病与不良情绪的关系，古今中外已经有了很多论述，现在，我将其中重要的一些内容整理一下，引用给大家看看，有些看上去会令大家感觉诧异：这也有关系？其实我们可以持包容的心态，做个了解，其中对错，我们可以慢慢体会——

哮喘，可能是因为长期被压抑，不能自己主宰生活，以至于失去了自主呼吸的能力。

偏头痛，可能是因为从小被父母指责，心中憋着怨气，左边痛是对父亲有怨气，右边痛是对母亲有怨气。

乳腺增生、乳腺癌，可能是因为生闷气，长期憋屈。

高血压，可能是因为无名火导致的肝阳上亢。

膀胱病，可能是憋屈，或者烦闷。

重症肌无力，可能是因为脾气急，争强好胜。

肾上腺问题，可能是因为感情严重匮乏，对自己生气。

扁桃体肥大，可能是因为家庭冲突，吵架，孩子发现自己不受欢迎，是个拖累。

闭经，可能是因为不喜欢自己的女性特征。

厌食症，可能是因为对自己的否定。

瘙痒，可能是对过去感到内疚、懊悔，肝气郁结。

口气重，可能是因为思虑过度，内心纠结，胃气上逆。

尿床，可能是因为渴望得到爸爸妈妈的关注。

支气管炎，可能是因为恶劣的家庭环境，经常争吵和叫喊。

癌症，可能是因为曾经有过深深的伤害，这些伤害憋屈在心中，没有经过处理，心怀怨恨。

溃疡疼痛，可能是因为紧张、烦恼和焦虑。

晕车，可能是因为束缚和恐惧，害怕舒展自我。

疝气，可能是对周围感到厌倦，没有耐心。

结肠，可能是因为紧张害怕，对过往紧抓不放。

黑头粉刺，可能是愤怒的小小爆发。

胆囊息肉，可能是因为脾气急躁，经常怒火中烧。

冠状动脉血栓，可能是因为感到害怕和孤独，并深感自卑。

腹痛腹泻，可能是因为紧张和恐惧。

痛经，可能是因为经常生气、抱怨、愤愤不平。

子宫内膜异位症，可能是因为失望、沮丧、缺乏安全感。

肥胖，可能是因为缺乏安全感，试图通过食物获得安慰。

自身免疫系统疾病，如类风湿关节炎、红斑狼疮和多发性硬化症，可能是因为怨恨、悲伤、不能宽恕和原谅别人、自我憎恨等。

产后风，可能是因为性格急躁、个性强。

……

总之，怨恨、指责、内疚、暴怒、焦虑和恐惧等情绪，如果总憋屈在身体中出不去，都会变成毒素，毁坏我们的身体。

当然，我们的身体并非那么脆弱，不会在生一次气、发一次火、哭一次或紧张一回后，就立刻患上疾病。但是，如果我们每次遇到类似的事情时，都程式化地出现相同的情绪，也就是说，把这种情绪反应模式给固定下来了，最终形成了性格，那么，这些经常出现的情绪，比如遇事急躁、把委屈憋在心里等，日久年深后就会导致疾病。

有一位患了重症肌无力的女士问我："罗博士，我观察到一个很有意思的现象，我们这个重症肌无力的病房里住的人，全都是女强人，这病难道和性格有关系吗？"

我告诉她，这的确有关系，女强人一般都很要强，追求完美，脾气很急躁，总想控制一切，她们最多的想法是"我必须让孩子考上重点高中，上名牌大学"，"我自己一定要在事业上做出成绩"，"在各方面我都要超过别人"。正是因为这些女强人的想法太多，欲望太强，性格太急，以至于她们的肌肉无法跟上欲望的步伐，被远远地甩在后面，出现了肌无力。

很多年前，我曾为一位重症肌无力的老太太诊脉，发现她的肝脉很特别，我判断她的病与急躁情绪有关。她的孩子们告诉我，那年老太太的一个女儿闹离婚，老太太一生气，结果就患上了这个病。我想，我们必须认清一个事实，那就是很多事并不在我们的掌控中，我们无法掌控女儿的婚姻，无法掌控明天的天气是阴是晴，所以，我们必须放下对掌控的执念，才能让身体跟上心灵。

有人曾总结出，有种性格的人特别容易得癌症，发病率是别人的3倍，俗称为"癌症性格"。这种性格的人有如下几个特征——

一、遇事想不开，总看坏的方面。

二、喜欢纠结，自己跟自己较劲，生闷气。

三、刻意压制自己真实的想法和情感。

四、长期隐忍，感到孤独、无助，活得心累。

这种性格的人男女都有，但女性偏多，因为女性天生敏感，情感丰富，却又心理脆弱，总是把委屈藏在心底，不向外倾诉。很多女性安静善良，从不与人争吵，也不发脾气，但她们的内心却始终翻腾着，总会偷偷以泪洗面，长此以往，气郁导致血郁、火郁、湿郁、痰郁和食郁之后，对身体造成了巨大伤害。

得癌症的人大多数都是老好人，有一次，我去河北一家医院做讲座，院长指着一位肿瘤患者对我说："您一定要帮着分析一下她，这位老大姐人太好了，在我们单位有口皆碑，真的是个老好人。您说老天爷怎么能让她得肿瘤呢？"我一看这个人的脸色，再听听她说话，然后看她的舌象，发现有着明显的肝气郁结。为什么老好人容易得癌症呢？因为他们"好"的后面藏着一个疲惫的身子和一颗憋屈的心。

事实上，所有生理疾病，都有憋屈的影子。很多心脏病发作的人，心里都有过不去的坎；很多高血压患者，都是紧张焦虑的人；很多患胃病的人，都很容易生气。我们的身体不会莫名其妙地生病，每种生理疾病的背后，都有着对应的情感和精神因素。真正的健康，从来就不是指单一的身体，而是身心灵的完整和统一。

3.你的身体，会以各种方式回应心灵

关于心理问题会转化为身体问题，我见过很多病例。

有一个小女孩，都上小学了还不能说话。家里人带着她到处求医，找了很多中医、西医治疗，都没有效果，甚至连这是什么病都没查出来，最后连心理医生也束手无策，因为她对问话没有任何反应。

家里人带着她找到我。见面的时候，她的一双大眼睛忽闪忽闪地眨着，很可爱，也很机灵，但就是不说话。至于她能不能听懂我们讲的，我也不好判断。在向她家人详细询问了家庭情况后，我大致明白了她的问题所在。

女孩的家在农村，家里一共有三个孩子。当我听到这里时，警觉地问："这个孩子是老大吗？"得到了肯定的回答，并且告诉我，老二也是女儿，老三是个儿子。

这是很多农村家庭的特点，总要等到生了儿子才甘心，但凡有几个孩子的，前面几个一般都是女儿。

我又问："孩子发病有几年了？发病的时候，老三是不是已经出生了？"她家人回答说，这个女孩发病的时候，就是在老三出生那年。由此我基本可以判断，女孩问题的根结一定就在这里。

在农村，儿子是最受重视的，一旦生了儿子，就算完成了任务。前面的两个女儿，都是为了等待儿子才出生的，说得难听点，在她们的父母眼中，女儿是试验品，不是正品。所以，在儿子出生后，全家人的精力都会放在儿子身上，这个时候，女儿自然会有失落感，感觉自己被嫌弃和抛弃了。女儿开始想办法吸引父母的注意，比如抢着说话，结果女儿一说话，母亲就训斥她："你闭嘴！赶快到一边儿去！"

女孩经历了无数次这样的心理暗示后，真的闭上嘴了。可她闭嘴后，家人反倒害怕了，开始带着她到处看病。她的潜意识发现，似乎这样家人才会更关注她，于是身体开始呼应心灵，患上了疾病。这个病例正好印证了心理学上的一个观点：当一个孩子感受不到安全和爱时，会制造出一大堆麻烦。而这个女孩制造的麻烦，就是不说话，让爸爸妈妈带她到处看病。但她不是在装，而是真的不能说话了。这个病的治疗方案，是家人的关爱、认可和尊重，承认她是个有价值的人，而不是为了等待弟弟而生产的试验品。

有一次，我在网上举了这个病例后，收到了很多网友的留言，告诉了我不少类似的故事。有个网友说，他邻居家有位老先生一直耳朵听不清，去医院治疗也不见好转，但是他这耳聋也有趣，其他人讲话他往往能听清，唯独听不清自己老伴讲的。后来大家发现，他老伴是个特别唠叨的人，天天都在数落他，大概是老先生一生都不堪其烦，所以，他的身体回应了他的心灵，用耳聋躲避讨厌的声音。

身体对心灵的呼应是很神奇的，往往出人意料。我见过几位女性，她们都有一个共同的问题，就是晕船、晕机、晕车，出门几乎寸步难行，一乘飞机就觉得天旋地转，一坐船就吐得一塌糊涂。当她们不得不出远门时，一路上都会痛苦不堪。

一般情况下，遇到晕车晕机，用藿香正气水或者其他芳香类药物，比如风湿膏，贴到肚脐上就会有效果，但是这个方法却对她们无效。而多年求医未果的经历，让她们几乎放弃了治疗的希望。

她们到底是怎么了？后来我发现，这几位女士还有个共同点，她们都是全职太太，多年来基本没有出去工作过，是她们的丈夫工作挣钱，养活全家人。虽然她们的丈夫都很爱她们，但是，她们在和丈夫的关系里，并没有主动权，如果从经济的角度来看，她们是缺乏自主能力的。

难道，这就是引发晕车晕船的原因？对此我没做过系统研究，不敢妄言。但是，其中的两位女士，后来放弃了全职太太的生活，重新开始工作，结果，她们竟然可以正常乘飞机、乘船了。这让我认识到，全职太太晕船，很可能是源于一种依赖心理，因为她们已经习惯依赖丈夫，觉得无论是生活中的颠簸，还是飞机和船上的颠簸，自己都无法应对，这种强烈的心理暗示，最终引发了她们生理上的头晕。而当她们摆脱这种心理后，身体也就做出了积极的回应。

这个例子说明：身体只接受我们自己对自己的评价，当我们心理暗示自己无能为力时，身体就会做出呼应，真的出现些问题，这种情况下，吃什么药都见效甚微。同样，当我们内心发生改变后，身体也会随着改变。

这样的例子还有很多，不过遗憾的是，现在人们太关注肉体本身了，并不知道肉体是受心灵支配的，心灵导致的问题才更加复杂。有的中医管这叫"神"病，老百姓说这是心病，其中的道理都是一样的。

心理作用的力量非常强大、神奇、难以捉摸，我们的身体会以各种方式回应心灵，而这些方式通常表现为疾病。所以，你所看到的身体之病，绝大多数都有着心灵上的根源。

4.憋屈的根源，在认知

每个因憋屈而罹患大病的人的背后，都承受了难以承受的煎熬，暗藏了数不清的委屈和泪水。但与这些病人打交道久了，我发现，虽然是不良情绪导致了他们的疾病，但根源却在他们自己的认知上。归根结底，先是认知上的扭曲导致了情绪憋屈，然后才是情绪憋屈引发了身体疾病。我将这些认知上的问题，称为认知疾病，最常见的有以下四种：

一、"比较病"；
二、"应该病"；
三、"受害病"；
四、"嫌弃病"。

认知不是情绪，却能产生情绪，并且主导情绪。正确的认知会让人产生正常的情绪，也会让这些情绪流走，心无挂碍。而以上这四种认知疾病，却像是横亘在人们心中的障碍物，阻挡了情绪从心里流过，它们才是情感憋屈的元凶。

比较病

先来看一看"比较病"。

沈阳有一位女性来找我看病，我诊断她的病是肝气郁结导致的，于是开导她，劝她开心一点儿，别总憋屈着自己。她却愤愤地说："罗博士，我能不憋屈吗？我参加高中同学聚会，有同学都买别墅了，可我家老公还骑自行车上班，你说他是不是一个笨蛋，一点儿也不争气，我当初怎么就嫁给他了？"她说自己曾经是班花，有很多追求者，但是如今在和其他同学的比较中，却感到谁都不如，她越想越窝火，越想越委屈。

在所有的憋屈和不良情绪背后，基本都隐藏着认知上的"比较病"，它潜伏在情绪风暴的中心，擅长煽风点火，搅动得内心一刻不得安宁。

还有一位女士，有一天刚到公司，财务就发给了她 500 元奖金，她非常高兴，整个上午的心情都阳光灿烂。谁知中午吃饭的时候，她听说别人的奖金是 1000 元，心情马上阴沉了下来："凭什么别人 1000，我只有 500？"她越想越生气，连晚饭都没吃，夜里还失眠了。

没有比较，就没有伤害。没有人能在一场接一场的比较中始终胜出，即使是那位买了别墅的同学，也可能会因为比较而倍感憋屈，因为他可能买的只是一栋小别墅，而他用来比较的人，却可能坐拥不止一栋别墅，而且每一栋都比他的气派、宽敞、值钱。工薪阶层会羡慕年收入几百万的小老板，但是这些小老板，很可能正羡慕着一年挣几个亿、几十亿的大老板。所以，如果一个人在认知上患了"比较病"，必然会陷入"货比货得扔，人比人得死"的心态不能自拔。

"比较病"是导致情绪憋屈的元凶之一，它会让人心怀嫉妒，怒火中烧，愤恨不平："凭什么她就能那样，我就只能这样，气死我了。"带着这样的认知去生活，去看问题，或者去处理人际关系，没有人能不郁闷、不憋屈、不气郁。

应该病

另一个认知上的疾病，叫"应该病"。

患有"应该病"的人，总是这也看不惯，那也看不惯，他们的口头禅是"父母应该这样""孩子应该那样""丈夫应该这样""领导应该那样"。这些人心中有一个理想化的框框，他们用这个框框去衡量世界，难免觉得别人处处与自己作对，于是看什么都不顺眼，一切都不如意，心中便有了怨恨。

所有不满的背后，都有一个潜台词——"应该"。

"应该"是我们生活中最有害的词，当我们说"他应该"时，其实是在指责别人，说别人"错了"。而当我们说"我应该"时，又将矛头指向自己，说自己"错了"。别人"错了"，自己也"错了"，在这个什么都"错了"的世界，我们就像一辆在高速公路上逆行的车，自己却觉得其他车才是逆行，心里忍不住生气、拧巴、受挫，这时和别人产生任何的碰撞，也就很正常了。

"应该病"的心理逻辑是这样的——

最初，他们认为事情应该是这样的，事与愿违后，开始义愤填膺："这个人怎么不按我说的去做？"或者"这件事太不应该了"。

接着，当发现周围的人都和自己"对着干"后，他们又会产生强烈的挫败感，满心委屈愤怒，于是形成了这样的心结："这个世界太糟了，配不上我。"

最后，他们感到怀才不遇，感到世道不公，无法适应，于是郁郁寡欢，身体出现气郁、血郁。

我见过一个年轻人，每次一到单位上班，他就会出现各种不适，头晕呕吐，浑身无力，无法正常履行职责。究其原因，在于他成长的过程中家里一直娇生惯养，所有的事情都顺着他，可是到了单位，却完全不同，现实与他认为"应该"的完全相反，他无法适应，深感苦恼憋屈，最后导致肝气郁结。

患有"应该病"的人不仅让自己憋屈，也会让别人难受。大家可能有过这样的经历，就是家里太太开车，丈夫坐在副驾驶的位置上。结果一路丈夫充满了抱怨，指手画脚："你应该加速！""你应该左转了！""踩刹车！踩刹车！"结果，往往两位开始争吵，这是非常常见的现象，不过大家想想，如果在生活中，处处如此，那么另一方会不会挫火，并因此生病呢？

受害病

所谓"受害病"，是指一些人总认为自己是生活的受害者，人人都在欺负他们，长期浸泡在怨恨和委屈中，悲悲戚戚，看不见阳光。

一些女性经历了离婚的打击后，除了要独自面对生活的艰辛，还会有一种深深的被抛弃感。她们怨恨前夫，怨恨自己，觉得付出了那么多，牺牲了那么多，却换来这样的结果，太不公平了。她们的内心独白很可能是："我恨死他了，就是那个浑蛋把我害成这样，我是一个无辜的受害者。"

还有一些女性，老公有了外遇，提出离婚，她们坚决不离，宁愿这样耗着，也不让对方如愿。结果一耗就是几年甚至几十年，在这些年中，她们生活得丝毫不洒脱也不愉快，而是一直沉浸在怨恨和憋屈中，最后患上各种疾病，有的甚至因脑出血或心肌梗死撒手人寰。

离婚对女人来说，无疑是沉重的打击，有女性这么描述离婚后的感受："每天吃不下饭，彻夜难眠，喉咙里总像堵了个什么东西，一下子瘦了几十斤。"但再苦再难，生活还是要继续，虽然遭受了伤害，千万不要因此患上"受害病"，变得怨天尤人，失去对未来的自信、勇气和力量。

心理学上有一种"自证预言效应"，指人会不自觉地按照自己设定的预言来行事，最终让预言发生。如果一个人每天都在想："为什么离婚这种倒霉事会发生在我身上？我的人生被那个浑蛋前夫害惨了。"她其实就是在给自己设定"我是一个不幸的女人"的预言。这种心理暗示，会不知不觉让她朝着自己预言的方向走，而当更多不幸真的发生后，她还会说："看吧，我早就知道，我就是一个不幸的人。"

身体不负责分辨真假，只会毫不犹豫接受你的心理暗示。如果你坚持认为自己命苦，没有人会爱你，那么你很可能真的会孤苦伶仃。因为在这些负面心理暗示下，即使外面阳光灿烂，你看见的也只有角落的阴影。

古人说："祸福无门，唯人自召。"我们的生活、情绪和疾病，完全是我们自己造就的，是我们的认知创造了这一切。如果我们认为自己是受害者，我们真的会变成认为的那样，遭受更多的伤害。徐文兵先生曾经说："那些伤害你的东西，想一千遍就伤害你一千遍。"关键是，那些事还会让你永远停留在被伤害的那一刻，始终站在阴影里，远离阳光的照耀。

相反，如果我们抛弃那些认知疾病，相信自己很好，值得被人爱，那么你就跨到了阳光之下，你会心情舒畅，并且发现自己真的越来越好。

一位名叫"寒梅"的网友在留言中说，她妹妹与妹夫从小青梅竹马，婚后两人相亲相爱，家庭和睦，十多年过去了，小日子一天比一天好。在妹妹眼中，世界上所有的男人都可能背叛，唯独自己丈夫绝对不会，但现实却给了她沉重的一击，在事业蒸蒸日上的时候，丈夫有了婚外情，提出离婚，那个女孩比她年轻10岁。妹妹虽然不甘心，但还是咬牙同意了。离婚后的那段时间，妹妹虽然嘴上说无所谓，但身体不会说谎，乙肝转氨酶高得吓人，满脸痤疮、黄褐斑，看得让人心疼。好在后来，妹妹终于依靠自己的力量走了出来，有了自己的生意，工作之余去美容院、健身房，生活十分充实，还有了很多非常优秀的追求者。现在妹妹常说一句话："以前的我，真是井底之蛙！"

命运从来不是一个由外而内的闯入者，而是从我们内心走出去的创造者。每个女性最终都会与她的生活相配，不相配的生活是暂时的，如果你是金子，即使被一个人遗弃，也总会有人发现你的价值，倍加珍惜。

有人说，婚姻是一场修行，目的在于提升自己，但我感觉，离婚其实更是一场修行。离婚后的女人更要往前看，努力把人生经营得更好。当人越过越苦时，难免会不断缅怀失去的婚姻，认为只有失去的才是美好的，患上更严重的"受害病"。可是当人越过越好时，再回头看，会觉得原来的日子不过如此，没有什么值得自己用余生去痛惜。

嫌弃病

我们总说"条条大路通罗马"，但其实，人们脚下的路通常只有两条：一条追求财富，一条获取尊严。

新闻里报道过这样一件事，一位大爷在电梯里抽烟被人劝阻，他觉得伤了自尊，和劝阻他的人理论，甚至闹到了物业，随后，大爷倒地不起，医治无效身亡。姑且不谈大爷抽烟的是非对错，仅仅就他因为感觉伤了自尊就纠缠不休这一点，可见尊严对一个人太重要了。

所有人都害怕失去尊严，害怕被别人嫌弃、看不起。

我这里所说的"嫌弃病"，不是指你嫌弃别人，而是指你害怕或觉得别人嫌弃你，就像新闻里的那位大爷，因为被人说了几句，他感到自尊心遭受了重创，结果激动之下气绝身亡。生活中确实有很多人特别敏感，别人的一个眼神和举动，都会令他们心神不宁，觉得被人嫌弃了，久久难以释怀，最终导致很多怪病。

有一次，北京一家出版公司的老总找到我，说他夫人从春节后就出现一个病症，左侧腹部疼痛，牵连后腰，彻夜失眠。她到北京一家大医院做了检查，起初怀疑是妇科的附件有炎症，检查后排除了，又怀疑肠道粘连，后来也排除了，最后怀疑肝部有结节，但又排除了。折腾了一个多月，并没有检查出什么器质性病变，医院只能让她继续观察。

后来，这位老总带着夫人来见我，我看她有着明显的肝气郁结症状，知道这是内心憋屈造成的。我与他们是老朋友，知道他们夫妻感情很好，她为什么会憋屈呢？后来才知道，原来老总的夫人特别在意别人的评价，比如她给朋友发了一条微信，朋友如果没有及时回复，就会引起她的情绪波动，怀疑对方是不是生气了，还会把微信的内容反复看几遍，看是否有得罪对方之处，这就是典型的认知上的"嫌弃病"。

再后来，我与这位老总在深圳又碰到了，聊天时得知他夫人的"嫌弃病"来自于小时候，她的父母总是对她提出各种要求，嫌她做得不够好，而她姥姥总是直接表示她"傻"。因此，她从小就在脑海中形成了一个程式化的认知模式——我不够好，我糟透了，我被人嫌弃。每当遇到问题时，这种认知模式就会自动跳出来，让她感到被剥夺了尊严，于是陷入情绪崩溃之中。

所以，认知上的"嫌弃病"，根源是因为自卑，缺乏自我肯定，希望通过别人来确认自己的价值。

"嫌弃病"怕人嫌弃，自然就会变得懂事、谦卑、善解人意，但这种善解人意的代价，却是憋屈和肝气郁结。

有一个例子我觉得很有意思。一次我去商学院讲课时，一位学员带着她的一对双胞胎儿子来看病，两个学龄前的小男孩，一个舌头正常，一个却有肝气郁结的舌象。我问孩子妈妈，这个孩子有没有哪里不舒服。

孩子妈妈说："这孩子有湿疹，还有些其他问题。"

我问，这孩子是不是特别敏感，他妈妈连连点头："这孩子特别善解人意，比如他一不小心把碗摔破了，家长刚要说他，他就说，'妈妈，别说别说，我现在心里特别难过，您现在别说我，我有点儿受不了，等过一会儿再说我吧。'"

一个3岁的小男孩，正是大大咧咧的年纪，却会如此敏感，我想这一定是源于天性，如果他的父母能因势利导，他很可能在音乐和艺术上获得成就，但如果他经常遭受批评和指责，就可能患上认知上的"嫌弃病"，导致情绪憋屈和身体疾病。

人们对于自己的情绪，并非毫不自知。很多女性患者知道自己的情绪不好，爱生气，爱发火，爱憋屈，但她们就是控制不了。其实，情绪是不能忍的，一味地忍，就像被硬压下去的弹簧——越忍，反弹力越强。只靠忍去解决问题，就像用堵的方法治水，只会越堵越糟糕。但这并不是说，我们对情绪就无能为力，只能任凭憋屈侵害自己。我们完全可以通过改变认知，克服认知上的这四种疾病，来调控好情绪。

情绪上的问题，不能通过情绪自身来解决，但可以通过认知来化解。认知改变了，情绪就能改变，而情绪改变了，程式化的情绪反应模式——即性格——就能改变。需要注意的是，我这里所说的改变性格，并不是指改变天生的本性，而是指附着在人身上的那些不良习性，比如急躁易怒、怕被别人嫌弃、讨好别人、喜欢抱怨、容易伤心、焦虑和恐惧等，即心理学所说的"保护外壳"。还记得前面那位不能说话的小女孩吗？她的保护外壳就是"不说话"，"不说话"能给她带来很多好处，既可以从父母不断给她看病的过程中感受到爱，又可以避免感受被嫌弃的恐惧、自卑和孤独。

同样，我们急躁易怒的脾气、讨好别人的性格、爱比较的毛病，以及这也看不惯、那也看不惯的挑剔，也都是从小形成的保护外壳。当这层外壳被剥离之后，我们就能找到真实的自己，心平气和，不再憋屈，也就不再气郁。憋屈真正的根源，在于心灵与身体的错位和迷失，而身心统一、心有归宿的人是不会感到憋屈的。

正如一位哲人所说："一个人知道为什么而活，就可以忍受任何一种生活。"

5. 很多康复奇迹，都源于认知改变

我所说的认知改变，不是讲大道理，讲大道理对改变情绪和性格

毫无用处，只会让人心烦和厌恶，因为支配我们情绪、性格和行为的力量，90% 并不在意识里，而是在潜意识中。改变认知，是指进入潜意识的深海，从"根"上改起。真正的改变，是内心深处的改变，这种改变一旦发生，情绪、性格和行为就都会随之改变。

我自己的经历就是个典型的例子。我在公众号上讲了过去的事情后，一个朋友留言说："罗博士，听了你的经历，我觉得你之前是一个渣男。"

我说："你太夸奖我了，我哪里是渣男，我之前是比渣男还渣男的人。"

我之前虽然看过很多书，却没读过什么经典，一路懵懵懂懂，迷失在了欲望中。所以，直到 37 岁时，我不仅一事无成，还跟家里伸手要生活费，大家想一想，这样的人会是什么人？当时我父母生活还不错，可是他们不肯给我资助，这让我很恼火，以至于我跟父母说出了这样的话："早晚有一天，你们走的时候这钱都是我的，你们早点儿给我，我早点儿幸福，为什么现在不给我？"父母不给我钱，原本是一片好心，想让我痛改前非，学会独立。但我居然说出那样浑蛋的话，这已经不是渣男能形容的了，现在的我要是遇到过去的我，一定会狠狠扇他几个耳光。

我过去还很自私、贪婪，看到什么秘方，会把它塞到枕头底下藏起来，别人找我开方，得先把钱给我，然后我把中药抓来磨成粉末，再给对方，让人看不出我开的是什么方子。现在，我在公众号和书中宣传乌鸡白凤丸治痛风，过去的我绝对不会这样干，而是会花 16 块钱把乌鸡白凤丸买来，拆掉盒，重新换包装，再标价几百元卖给别人。

后来在北京中医药大学读博士，我发现大家都读经典，我也开始试着读，这才发现经典之所以是经典，就在于它们能深入人心，触动你，唤醒你，让你的认知慢慢发生改变。印象最深的是有一次读《金刚经》，我读得泪流满面。《金刚经》讲"放下"和"慈悲"。所谓慈悲，就是共情，就是敞开心扉理解别人，在理解别人的同时，你自己的能量也就走了出去，开始循环流淌。你的能量流动了，你的生命就流动了，你会变得越来越好。

生命就是这样，我们所付出的，最终都会回到我们自己身上。我们理解别人，别人就会理解我们；我们付出爱，就会得到爱；我们抛出恨，就会收到恨；我们自己是一块石头，别人对我们就是一堵墙。领悟到这些之后，我想："天呀，我过去都付出了什么？我给别人的都是自私和怨恨，难怪我一事无成。"

我终于明白，我过去之所以四处碰壁，原因不在别人，在于自己。我被困在了个人的欲望里，那里黑暗、窒息、有害无益，遮蔽了内心的光亮。

我发现，当我对自己、对生活、对人生有了全新的认识后，我的性格也开始改变了，变得平和、坦然，能够理解别人，与别人共情。同时，我似乎也明白了自己的使命。我在北京雍和宫发愿传播中医知识，让更多人免去疾病和痛苦。就在我发完愿，脚刚要迈出雍和宫的门槛时，手机响了，是北京电视台打来的："你是罗博士吗？我们想办一个《养生堂》节目，想请你来帮忙。"当时我非常震惊，觉得这简直太神奇了。但事情还没结束，当天我回到家里，刚一进门，手机又响了，是中央电视台《百家讲坛》栏目组打来的："罗博士，能不能来试录一下《百家讲坛》？我们看过您的资料，觉得您是个合适的人选。"当时我身上所有的汗毛都立起来了，感觉这太灵验了吧。我以前所有的发愿都是祈求发财，没有一个灵验的。这回一发愿做有意义的事情，两个小时之内，两件大事找我联系，这让我真的心生敬畏。

可见，当一个人只知道为自己谋利时，往往会四处碰壁，而当他想为大家做事时，真的会发生很多奇迹。

现在，一晃很多年过去了，一些旧友见面，与我聊天时他们会突然愣在那儿，然后感慨："我怎么觉得我面对的，不是同一个人？"因为他们很了解过去的我，所以惊异于现在的我。

我的这段生活经历告诉我：生命中经历的所有事件，都是由过去的所思所想、一言一行导致的，我们不能将过错推给别人，要自己担起责任。而当认知在内心深处发生改变后，外在的一切都会改变，包括情绪、性格和疾病。

有一次，相声演员应宁打电话给我，说他有一个朋友想找我看病。那是一位广东商人，带着他的老父亲和孩子特意来见我。他们原本是要给孩子看病，可后来我发现，他本人和他父亲的病更严重。他本人有慢性肾炎，他父亲的肌酐（gān）指标很高。我担心老人已经出现肾功能衰竭了，于是建议他们再去复查一下，复查的结果证实了我的判断，肾功能确实已经开始衰竭了。

西医认为，所有的慢性肾炎，最后都会走向肾衰，是绝对不可逆的，而肾衰更是除了透析换肾，没有别的治疗方法。而中医则认为，此病可以治疗，于是我就给他们推荐了两个方子，一个是已故北京中医药大学赵绍琴教授的方子，另外还介绍了一种成药——"二十八味槟榔丸"，配合服用。

其实，对于治疗他们的疾病，我心里不是很有把握，在我的经验里，患慢性肾炎的女性，经过调理基本都能恢复得很好，而男性的疗效则要差很多。

但后来，他们的情况令我大吃一惊。那位商人听我讲了肾病的危害以后，被深深地触动了，从内心深处认识到，全家人的未来都在他身上，守护好健康才是他最该做的。于是，他果断离开了商海，转去做了很多修身养性的事情，这对一位商人而言是非常不容易的。我曾见过很多被诊断出疾病的患者，当时确实悲伤，也立志要有所改变，但最终还是被利益驱使，继续过着以前紧张又混乱的日子，也继续被不良情绪所困。

这位广东商人却不一样，他过去关注的都是赚钱的事情，现在却来了一个180°大转弯，开始学习一些心理疗愈的课程。有一次，他们去北京听了一期心灵课程，特别感动，还一直推荐我也去听。

在修身养性的同时，他们还广做善事，到处参与公益，帮助有困难的人。我感觉，他们不仅从身体上，也确实从认知、情绪和性格上做出了很大的调整。

在这个过程中，我们见过几次面，他们给我看最近的诊断指标，我告诉他们方子该怎么增减。很快，商人的病就痊愈了，我当时的感觉是，不仅他的身体痊愈了，整个人都变得阳光、积极、乐于助人了。

后来，为了给商人的父亲看病，我们又见过两次。前些日子，商人的妻子找到我，说老人的肾病已经好了，肌酐正常了。我很惊喜，因为这可以说是一个奇迹了，通常人一旦患上肾衰，基本就无法恢复了，而现在他的肌酐正常了，证明他已经脱离了肾衰的状态。商人的妻子还告诉我，我之前推荐的那个药，他们当时买多了，现在老人痊愈了，药还剩下一些，问我是否认识肾病患者，他们愿意捐赠出来帮助更多的患者。我知道这个药很难买，所以她能这么说，让我非常感动。这就是一种慈悲之心，自己痊愈了，还希望有更多的人受益，能有这样的心态，说明他们内心已经达到了很高的境界。

其实，很多疾病，都是长期不合理的生活习惯、工作压力以及不良情绪导致的，而这些全都源于认知。没有一个人能在什么都不改变的情况下，真正重获康复。尤其是情绪对身体的恢复，有着很大的影响，其影响之大，有可能连医学界都尚且没有认识到。而情绪的根源，在于认知，错误的认知，会制造出不良的感受和情绪，令我们沦陷其中。当我们从内心深处改变这些认知，不良情绪就会离开。我经常见到因为长期生活不节制而体形臃肿、一身病痛的人，来向我求方子，每次我心里都很困惑：你自己都还没有做出改变，还指望一个方子能解决问题吗？

广东商人父子的病例，对我的触动很大，他们的经历也告诉大家：

1. 药物只能起到辅助作用，真正的改变，来自于身体自身的修复力。

2. 医生只是帮助分析，但生病的根源，来自生活的各个方面，最终需要调整的，是病人自己。

3. 面对任何疾病，除了药物治疗外，如果我们能够反思自己的生活方式和认知是否出了问题，并努力做出改变，那么疾病就会变成善意的提醒，帮助我们调理身心失调的状况，这时，奇迹就发生了。

总之，一个人不管职业如何、身家高低，也不管患了什么疾病，只要找到问题的症结——是气郁、血郁，还是湿郁、痰郁——然后，一方面用药物调理，一方面改变认知，不生气、不憋屈，生活和身体都会越来越好。

　　下面的章节里，我们将具体分析气郁、血郁、火郁、湿郁、痰郁和食郁这六种身体状态，以及由此引发的疾病，此外，还将介绍很多具体的调理方法。

附录

　　赵绍琴老先生调理肾病的方子：

　　　防风 6 克、荆芥炭 6 克、炒槐花 10 克、生地榆 10 克、丹参 10 克、茜草 10 克、芦根 10 克、白茅根 10 克、焦三仙各 10 克、水红花子 10 克。

　　大家看，就这么个简单的方子，很多人都会奇怪为什么会有奇效。其实，大师的方子多数都是这样的，简单直接。其中防风、荆芥炭疏风祛湿，炒槐花、生地榆凉血，丹参、茜草活血，芦根、白茅根清热透邪，焦三仙调和脾胃，水红花子祛湿调和脾胃。

　　方子的加减是这样的：

　　　如果舌苔厚腻，原方加白芷 6 克、独活 6 克。
　　　如果感冒，舌苔厚腻，原方加藿香 10 克、佩兰 10 克，这两味药都在关火前 10 分钟下锅。
　　　如果梦多，情绪不佳，原方加：柴胡 6 克、黄芩 6 克、川楝子6克。一般5~7天后就可以改善。

如果腰酸腰痛，原方加桑枝10克、丝瓜络10克、炒杜仲10克[1]。

如果血糖高，或者患者正气不足，原方加生黄芪30克[2]。

如果大便干燥，加1~2克的大黄。一般要看大便的反应，如果仍旧干，就要加量，再加1克，直到大便不再干燥。如果泻了，就要减量或者停用。

在这个方子里面，根据我的经验，可以长期加30克的老头草，又叫火绒草，此药是我们东北中医治疗肾病的经验结晶。

另外一个经验是，如果脾虚严重，可以加入30克的怀山药，此药也可以长期加入。

如果有咽喉肿痛，就可以在原方基础上加金银花10克、连翘10克、蒲公英10克。

罗博士特别叮嘱：具体用药，请找专业中医帮助斟酌。

1　炒杜仲是我加的。

2　这个生黄芪，在我母亲的治疗中，是每服药基本都加的，而且我母亲加的量比较大，大约50克。

第 **3** 章

活在一个受气的家庭里，
很难不气郁

1.气郁，又叫肝气郁结

气郁，从字面就能了解到几分意思。简单说，气郁就是人受了气，没有排解出去，郁结憋屈在心里，最终让身体承受了压力。

有的女性一生气，就感觉气往上顶，非常难受。还有一位女性朋友抱怨道，和老公吵架之后，她总会觉得体内有股气到处乱窜，排不出来，要么好久之后打嗝、泛酸，要么就小腹发胀，坐卧不安。这些女性所描述的，就是气郁。

气郁让身体承受压力，这种情形就如同没有摘下盖帽却硬要去挤牙膏，会出现什么情况呢？牙膏皮会被挤破，要么从底部，要么从中间破损的地方钻出来。换言之，这些遭受压力的牙膏，会找一个最薄弱的地方作为突破口，而疾病，就是压力在身体中东奔西跑、寻求突围的一条途径。

中医认为，肝最重要的功能之一，就是管理情绪、调畅气机，所以气郁主要是指肝气郁结，又叫肝气不舒，简称"肝郁"。

《黄帝内经》说"肝藏魂"，指人的精神、情绪和情感活动都与肝密切相关。情绪稳定，肝气就稳定，而你一生气，肝就会罢工；肝一旦罢工，肝气就会横在那里不动，造成郁积，阻碍身体之气的圆圈运动，于是，各种疾病就产生了，所以，中医才会说"肝为百病之源"。

肝气郁结，是憋屈情绪在身体上的典型体现。

那么，肝气郁结有哪些指征呢？最主要的诊断标准是舌头很尖，舌边发红（见下页图）。除此之外，还有下列特征。

1）口苦：尤其是早晨起来，很多女性觉得嘴里有股苦味。

2）咽喉干：感到口腔和咽喉里很干燥，似乎没有津液，但这只是感觉上的，观察舌头的话，能看到上面满布着唾液。

3）咽喉有堵塞感：总觉得喉咙里像堵了个杨梅核，吐不出来，咽不下去，这叫"梅核气"。

4）眩晕：有的女性经常头晕目眩，有的是全天都晕，有的是突然晕几下，有的人还会感觉头痛。

5）胃口差：肝气郁结会引发各种脾胃问题，比如没有食欲、胃胀、胃痛等。

6）身体忽冷忽热：穿上衣服就热，脱了又冷，房间温度高一点儿就喊热，出门又嫌冷。

7）易怒：肝气不舒的人，经常烦躁，容易发火，也容易生闷气。

8）容易呕逆：肝气郁结导致胃气上逆，总感觉胃里有气往上顶，会打嗝、泛酸水甚至呕吐。

9）胸闷：感觉胸闷，甚至心悸，并被诊断出心脏有问题。我认为心脏有问题的人，只要舌形是尖的，都应该先疏肝理气，这样心脏的问题就能有效化解。

10）肋骨胀痛：肋骨里面总有胀痛的感觉。

11）失眠多梦：在我看来，失眠主要有两个原因：一个是血虚，另外一个就是肝气不舒。多梦也是肝气不舒的表现，这样的人一入睡就会不断做梦。

12）情绪低落：唉声叹气，悲春伤秋，还特别敏感。

13）手脚冰凉：很多人都知道，手脚冰凉的原因有阳虚、血虚和瘀血，但肝气郁结造成的手脚冰凉，人们却少有了解。如果手脚冰凉，同时符合前面的症状，就要考虑是否有肝气郁结。

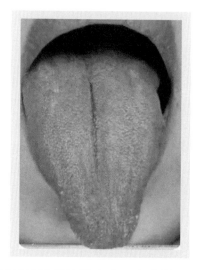

肝气郁结的舌头伸出来是尖尖的，发红

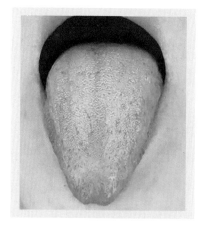

舌尖变红说明有心火

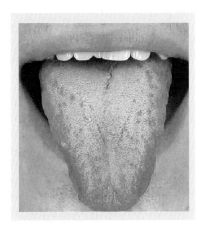

肝气郁结的舌头尖尖的，舌边、舌尖红，有白苔

以上这些，都是诊断肝气郁结的依据，如果至少有一两条相符，同时舌形是尖的，基本上就可以判断是肝气郁结。其实，即使不看这些症状，女性们也都心里有数。自己的心情是否舒畅、遇到过什么糟心事、受了谁的气、心里是不是憋屈、工作压力是不是很大……这些事情只有自己是最清楚的，所以我总说，真正肝气郁结的诊断标准，是在自己心里。

现在，白领女性中肝气郁结的情况多得让人吃惊。有时候，我给一个单位的人诊脉，发现绝大多数人的脉象都很相似，都是弦脉，也就是肝郁的脉象。最开始，我还一条一条地列出对方的症状，后来干脆笑笑："你和前面的差不多。"

在一次会议上，有位领导给我介绍了一位女性患者，她说自己最近非常难受，总是想吐。我诊了脉，问她："你头晕吧？"回答："是的。"我再问："你心烦吧？"也回答"是"。后来我又问了她是否头痛、胃口不好、咽喉干、胸闷等，一共问了七八个症状，除了口苦她说没有，其他都回答了"是"。她很诧异，不明白为什么我只是诊了个脉，就能说得那么准确。中医不是算命，也没有那么神秘，其实，是肝郁的人总会有着一系列的症状，如果我判断患者是肝气郁结，就会用这些症候来对照，通常八九不离十。大家明白了这些道理以后，也可以自己对照一下。

2.什么是"家源性疾病"

家，是生命的摇篮，在这里，我们出生，成长，沐浴在爱中。在这里，我们受欢迎，被接纳，感到安全、舒心和温暖。

家，是支撑生命最重要的支柱之一，所以，如果家发生了问题，都会给生活在其中的人带来情绪上的打击，导致肝气郁结。

前些日子，我分别碰到两位家长带着孩子来找我看病。第一位，是跟着妈妈过来的3岁女孩，她的妈妈介绍，小女孩的身体有很多问题。我一看她的舌头，形状是尖尖的，根据经验，我知道她内心憋屈、郁闷，处在肝气郁结的状态。然而我非常吃惊，因为对方是一个只有3岁的小女孩，这个年纪的孩子，怎么会肝气郁结呢？后来我才明白，这是家庭气氛造成的。

对于孩子来说，无论住在什么样的房子，进入什么样的学校，最重要的成长环境，永远是爸爸和妈妈。孩子感知情绪的能力特别强，如果妈妈紧张，孩子就会恐惧，偏偏这位3岁女孩的妈妈就是一位容易紧张的人，她总是不停地问我："罗博士，我该怎么办？我好害怕。"似乎遇到的是天大的事，浑身充满了无能为力的感觉。我们常说，妈妈是孩子的天，现在连天自己都在颤抖，一副摇摇欲坠的样子，孩子的恐惧也就不言而喻了。

并且，孩子的认知能力是有限的，她不可能完全理解妈妈为什么如此紧张和害怕，很容易就会觉得是自己不好，所以才让妈妈紧张不安，于是陷入自卑、自责、郁闷和憋屈之中。再严重些，孩子会认为自己是个累赘，不应该来到世上，认知上从而形成了"受害病"和"嫌弃病"，这些都是孩子肝气郁结形成的原因。

肝气郁结并不是遗传的，而是取决于孩子的成长环境。一个人性格形成的关键时期，是3岁之前，但这并不意味着，性格一旦形成就永远无法改变。

我对这位母亲说，孩子的问题不是问题，问题在于妈妈不要给自己施加太大压力，妈妈先要放松下来，做出改变，孩子才能改变。她的回答更令我惊讶："和孩子他爸比起来，我已经好多了，他才是一个'压力山大'、随时随地都紧张焦虑的人。"

任何一个家庭，都需要一根定海神针，无论是爸爸还是妈妈充当这个角色，都要负责遮风挡雨、稳定全家、引领家人。但是，在这个家庭中，爸爸和妈妈都很敏感，都很紧张和焦虑，孩子每天生活在这样的氛围中，必然感到强烈的惶恐不安，她只能压缩、委屈自己，最后便肝气郁结了。

第二个来找我的孩子，是个跟着爸爸来的男孩，年纪稍微大一点儿。他的爸爸也给我讲了一大堆孩子身体上的毛病，我一看，这个孩子的舌头也是尖尖的。我告诉孩子的父亲，孩子压力太大了，问他家里的气氛是不是很紧张？家长是不是压力太大了？在我提问的时候，孩子的爸爸表情特别紧张，不断地眨眼睛，这种状态，表明他是一个紧张型的父亲。我告诉他，要把自己放松下来，如果父母特别紧张，整天乌云压顶，这种情绪是会传递给孩子的。

上面两个孩子的身体问题，皆源自家庭，我称之为"家源性肝气郁结"或"家源性疾病"。

家庭是每天都要生活在其中的地方，家庭关系和睦，家中的成员情绪才会好，身体才能健康。

美国有两位心理学教授，通过 20 年的研究发现：在影响健康的决定性因素中，排名第一的不是饮食和运动，而是"人际关系"。

人际关系包括与伴侣的关系、与同学和朋友的关系、与同事和上司的关系，不过，这些关系仅仅是一种派生，核心始终是儿时自己与父母的关系。小时候，父母如何养育我们，我们如何与父母相处，将决定我们将来如何与伴侣相处、与朋友和同事相处。可以说，亲子关系是一切关系之母。

很多父母都很爱自己的孩子，为其倾尽所有，为什么这样的父母也会给孩子带来不良情绪，让孩子患上肝气郁结呢？原因在于，现今很多父母都患有"应该病"，他们给孩子制定出了各种标准，认为孩子"应该听话"、"应该门门功课考高分"、"应该像邻居孩子一样优秀"。可以说，是父母先病了，才导致了孩子的病。

每个人都渴望舒展和自由，都希望活出自己真实的样子，没有人愿意作为别人的替身存在于世上，即使对方是自己最亲近的父母。王阳明说过大意是这样的话："孩子的性情都喜欢嬉戏玩耍，而害怕受到约束，就像春天的草木萌芽时，舒展则枝叶茂盛，压抑则衰萎。"从根本上来看，孩子憋屈是因为感到自我无法向外伸展，被压制和束缚，由此深感愤怒、委屈和孤独，他们渴望能被理解和接纳。

自我伸展的第一站，是妈妈和爸爸。如果在孩子尚小、还需要爸爸妈妈接纳和理解的时候，父母却强迫孩子"应该这样"、"应该那样"，孩子就会深感憋屈，而这种原始的憋屈，往往需要漫长的时间化解，对很多人来说，这个时间可能是一生。心理学家荣格说："一个人毕其一生的努力，就是在整合他自童年时代起就已形成的性格。"就像前面章节里那个不能说话的女孩一样，她需要很长时间，才能化解妈妈当年那些话对她造成的伤害。

我们很多人都曾被"应该病"伤害过。有一次，同学聚会，一位同学突然端起酒杯对我说："兄弟，我小时候，你可把我害苦了。"

我很纳闷，我小时候虽然淘气，但是并不会害人啊。我忙问他是怎么回事。

他说："小时候，我一直生活在你的阴影下，每天一回家，我妈就说'你看人家罗家的孩子，怎么学习那么好？你应该像他一样'，然后对我好一通数落。"

我听后笑得前仰后合："你可能不知道，我妈回家后也会说同样的话。"

我说的是事实，当年我常被我妈教训："你看人家田大宁，学习成绩多好，你应该像他那样。"这个田大宁后来改名为田溯宁，是网通公司的创始人。

其实，每个人，都有自己擅长的地方，比如有的人数学好，有的人语文好，有的人体育好，各有千秋，世界才多姿多彩。如果父母总是按照一个标准来硬性衡量，孩子就会失去特性，失去自我，感到憋屈，并因肝气郁结而生病。

前面我们说过，脾气急躁、要强的女性，容易患上重症肌无力，而她们的孩子则容易被"应该病"所伤害。想想看，一个人每天在你耳边叨唠"你应该这样，不应该那样"，你会感到多么窝火和憋屈。一旦孩子处在这种病态的关系中，很难不肝气郁结、不生病。

3.我最深爱的人，伤我却是最深

"家源性肝气郁结"不仅体现在父母与孩子之间，也体现在夫妻之间。

一次我在商学院讲课，下课后，一位漂亮的女士找到我，说她有皮肤上的问题，希望我能帮她调理。她是一位著名企业家的夫人，我在为她诊断后，发现她有着明显的肝气郁结的舌象，这说明她平时总是很紧张，内心很憋屈，而她的皮肤问题，正是肝气郁结引起的。

我问她："你家里条件这么好，怎么会紧张、憋屈呢？"

她说："我老公的企业做得太大了，他天天压力特别大，每天晚上一回到家里，全家人都立刻拉响警报。不仅是我，连我公公和婆婆都会提着一口气，一直等到他第二天早上出门，我们全家人才敢放松下来。"这位著名企业家，显然是把工作上的压力带回家，同时，也把肝气郁结带给了家人。

再举个例子，一次我去外地讲课，当地一位实力雄厚的企业家对我说，他妈妈身体不好，总是胃痛胃胀，心脏也有问题，总之浑身都不舒服。他让手下一位经理带着他妈妈来找我。老太太伸出舌头来，我一看是尖尖的，就说："您压力很大，恐怕您所有的疾病，都和您心里的憋屈有关。"

话音未落，坐在一旁的经理不干了："你说得不对，我们老板是我们这最富有的人，谁敢欺负他的母亲，给老太太气受呢？"一边说，还一边摆出不屑的表情。没想到的是，我刚才的话，却让老太太的眼圈立刻红了，我一看，这该是承受了多少憋屈啊。那天，给她开完药方之后，我就先去忙别的事了，等我回来一看，顿时吓了一跳，一圈人围着老太太，而她正在中间哭，人们都在安慰她："阿姨别哭了，想开点儿……"我很奇怪，怎么好端端的突然就哭起来了？

原来，老太太虽然锦衣玉食，但跟老伴一直性格不合。她的老伴很蛮横，每天都会对她各种呵斥，要么说她事情没做好，要么要求她必须变成某样。

老太太抽抽搭搭地说："这死老头，厉害了一辈子，我受了一辈子的气，今天才明白自己那么多的病，都是这一肚子委屈闹的。"

老太太回去后，按照我开的药方，每天熬一服用来泡脚，5天后，那位企业家给我打来电话："罗博士，告诉您一个好消息，老太太之前那些毛病都没有了，胃不疼了，心脏也没事了。"

我给她开的，究竟是什么方子呢？它就是神奇的"解郁汤"：

配方：柴胡6克、黄芩6克、法半夏6克、党参6克、炙甘草6克、茯苓30克、煅龙骨30克、煅牡蛎30克、珍珠母30克、桂枝6克、郁金6克、远志6克、香附6克、白芍6克、生地6克、丹皮6克、炒栀子6克、大枣12枚（掰开）、生姜3片。如果大便秘结，加大黄6克。

用法：熬水40分钟，药汁分成两份，分别兑入温水泡脚，早上一份，晚上一份。每次泡20分钟，一天一服。

罗博士特别叮嘱：建议请专业中医在此方基础上酌情加减，会更为稳妥。孕妇忌用。

一般情况下，用"解郁汤"泡脚一到两周，就能化解肝气郁结，各种不适症状也随之消失，整个人变得神清气爽，精力充沛。

这个方子，是根据张仲景的柴胡加龙骨牡蛎汤加味而成的，我根据多年的使用经验，慢慢探索，不断调整，最终确定了一条加减的思路，效果非常显著。为了更加形象地表现它的作用和功效，我给它取了个新名字——"解郁汤"。

这个方子里面，小柴胡汤用来和解少阳之邪；龙骨、牡蛎用来镇惊潜阳，起到收纳心神的作用；桂枝通阳化气，疏解肝郁；茯苓泻三焦之水，补脾安定中焦；丹皮、炒栀子能泄肝火；郁金、香附能行气解郁；远志可以宁心安神。特别需要强调的是，龙骨这味中药，它是古代哺乳动物的骨骼化石，在地下沉淀了成千上万年，吸收了大地的精华之气，如果你拿一小块龙骨在舌头上舔一舔，会感觉到它有一股强烈的吸附力，几乎能黏住你的舌头。但龙骨这种资源实在有限，早晚会被开采殆尽，现在有些药店卖的，已经不是真正的龙骨了。

大家可能奇怪，这个方子我为什么要用来泡脚，而不是直接喝呢？喝进去效果不是更好吗？或许还会有人心生疑虑：是不是罗博士对这个方子不自信，所以只敢让我们泡脚用？

我之所以选择泡脚的方式，是出于两个方面的考虑：第一，我们现在每天吃得都很油腻，很多女性还特别爱吃冰激凌等冷饮，脾胃很可能已经受损了；第二，肝气郁结本身就会让脾胃遭受重创。这两种原因导致的结果，就是脾胃的吸收能力下降。打个比方，这就像是开车，前面已经堵成一片，再怎么硬挤也是无法通过的。唯一的办法，就是绕道走。治病也是一样，脾胃吸收能力下降，药物无法直接进入，我们可以改走体外，通过泡脚的方式，从经络把药物送进去。

4.肝气郁结不是一个人的问题，而是一家人的问题

　　女性的肝气郁结，大多是家庭中其他成员造成的。不给力的丈夫，不融洽的婆媳，不省心的孩子，还有女性本身要面对的更年期等问题，都会让人肝气郁结，从而患上各种各样的疾病。越是亲密的关系，越容易发生摩擦、碰撞和压迫，也就更容易造成肝气郁结。

　　有一次，我和很多朋友参加一个聚会，席间，有一位从北京来的西医朋友，说自己有个特殊的本领，能看出现场每个人的性格，以及容易生病的方向。于是，一大桌子人都争着让他看，而他居然真的说得八九不离十。不仅如此，他还说自己可以看出现场每位朋友配偶的性格，于是大家更好奇了，因为配偶们并没有在现场。可谁知，他再一次说得相当准确。印象尤其深刻的是，他对一位女士说："你老公喜欢说教，特别喜欢很严肃地教育你，对吧？我猜你的乳腺可能有问题。"那位女士觉得难以置信："天啊，他确实是这样的人！我的乳腺也的确有问题。"一圈看下来，屋子里几乎炸了锅，大家都夸医生讲得太准了。

　　饭后，那位医生告诉我，他其实没有任何神秘的技巧，任何一位医生如果每天看100个患者，连续出诊30年，就会发现，很多情况都是有规律的。

　　这个例子也充分说明了一点：家庭成员之间，情绪和疾病都是互相影响的，肝气郁结不是一个人的问题，而是一家人的问题。

很多人或许认为，家庭成员之所以会得同样的病，是因为有着同样的起居环境，吃同样的饭，所以容易导致同样的体质。而此刻我想说的是，除去以上这些因素，家庭成员的情绪问题，也同样会引发其他家庭成员的疾病，这种情况是非常多见的。比如，家里如果有个人脾气特别不好，特别不讲理，甚至胡搅蛮缠，就会给其他家庭成员造成非常大的压力，导致肝气不舒，进而患上疾病。

我见过的家源性肝气郁结的女性很多，有的是因为焦虑孩子的学习，有的是因为婆媳矛盾，还有的是因为丈夫总是焦虑暴躁。凡是这样的家庭，必然会有人肝气郁结，而且不仅是女性遭殃，全家人都会被波及，比如孩子会出现体质弱、烦躁，成人会出肠胃溃疡、肾结石，老人则会有三高。

我曾经见过这样的事情，家里的几个儿女因为老人的房产问题，打得不可开交，甚至走上法庭。他们觉得老人对自己不公平，于是对老人都很不好，结果，老人不断地住院。

还有一些更严重的病例，老人之前因为心脏病住院，原本恢复得不错，但就在出院的时候，几个儿子因为住院费的分配问题打起来了，结果老人一气之下再次犯病，最终，在儿子们的争吵声中去世了。

北京中医药大学的贺娟老师讲过这样一个病例，一位年轻的小伙子，正值风华正茂的年纪，又刚刚新婚，一切都应该是很美好的。结果贺老师发现，他肝气郁结很严重，脸色越来越差，连面部表情都格外凝重。这是为什么呢？一问才知道，这位新婚妻子是个厉害角色，脾气非常大，在家里经常因为一点点小事就大发雷霆，比如，丈夫接她下班晚了一点儿，做饭迟了几分钟等。结果，小伙子整天压力巨大，最后患上了肝癌，没过多久就去世了。

我在公众号上发表"家源性疾病"之后，很多朋友都深有同感，给我讲述了他们自己的故事，我在这里援引过来，希望能让更多人意识到"家源性疾病"的危害：

网友"马玉琴"："我十八九岁就患上了乳腺纤维瘤，当时百思不得其解，我也没有早恋，怎么会患上这病呢？后来想起来，在小时候，家里就没有安宁过，就算是除夕当天都会吵架，可见，家庭和睦对孩子的身心健康是多么重要啊！"

网友"云淡风轻"："家人之间就是一个磁场，小时候，我爸就是那种脾气不好的人，他一回家全家人都倒吸口气，他一出门我们都很轻松愉快，这导致了我成年后遇事总是紧张兮兮的，特别是考试。结婚后，我又遇到了一个祥林嫂一样的婆婆，天天拉着别人诉苦，悲悲切切，搞得我都不好意思在家里笑。结婚刚 3 年，我才 26 岁，就有了小叶增生，这应该是憋屈出来的吧。"

网友"Baby face"："我身边很多家里的老公都爱对老婆说教，或热衷于督促老婆'进步'。我有个同事尤其悲催，她老公宽己律人，坚持不懈地或明示，或暗示她要不断学习考证。她每天累得要命，既要上班、做家务，还要管孩子的学习，有时想看看电视放松一下，屁股还没坐下，她老公就在旁边叹气，吓得她顿时没心情看了。我不明白，为什么男人喜欢对女人说教？是潜意识里视对方为弱者，还是自己不自信，没有安全感？"

网友"没有名字"："罗博士讲得太好了，我老公就像个老太婆一样，整天絮絮叨叨，我非常郁闷，痛苦不堪。现在我的脾胃功能很不好，都不知道这辈子该怎么过下去。"

网友"潘潘":"我小时候，父母总是争吵不断，那时感觉家里总是阴天，没有阳光，长大后，我们姐弟三人都是肝郁脾虚。"

……

看了这些留言后，我真切地感受到，家家都有一本难念的经，每个家庭都有自己的烦恼和苦闷，也深感"家源性疾病"的普遍。更重要的是，我觉得这种情况必须引起大家的重视，只有每个成员都认真对待，改善家庭氛围，才能真正解决问题。

我认为，从这方面来说，古人看病的方式比较合理：医生出诊到病人家里，甚至住在病人家中专心治病，治疗好了，医生再离开。通过这种方式，医生可以观察到患者家属的情况，因为患者的疾病很可能来自其家庭成员，如果是患者单独去医院，医生就可能找不到患病的根源。比如，一个肝气郁结的孩子，很可能有一个肝气郁结的爸爸和妈妈，这些家长往往没有意识到，孩子的病竟然与自己有关，更不会知道自己正是孩子的病根。对于这种"家源性疾病"，只有全家人一起调理，才能彻底解决。

家长如果不了解孩子的病和自己的关系，就很难同意让自己接受治疗。但以我的多年体会，有时候单独给孩子调理，见效会很慢，如果是家长与孩子一起调理，孩子的病情立刻就能明显改善，康复速度也不可同日而语。

亲人之间的关系，远比我们想象的更加紧密。很多人或许都听说过，亲人间能产生"心灵感应"。

那年我的姥爷在老家去世，当时我们家远在沈阳，交通阻隔，连电话都没有。一天，没有任何征兆，我母亲晚上突然梦到老人去世了，老人安安静静躺在床上，身上盖着白布。起床后，母亲难过得哭了起来，后来接到了电报，知道老人果然去世了。这样的事情，我相信每个人都听过不少，这就是家人之间更深层次的联系，古人也常说"母子连心"。一位叫"倪郝"的网友告诉我说："有一段时间，我每天惶恐不安，觉得天都要塌下来了，没多久，家里就来电话告知，妈妈查出肝癌晚期。"

所以，我们要相信，这个世界是以某种方式连接在一起的，而家人是与我们连接最紧密的人，家人之间存在着各种层面的互动。当我们明白了这些，就会认同调整自己既是对自己负责，也是对家人负责。

5.家庭氛围不对，人容易得怪病

一次，我刚回到沈阳，一位非常好的朋友来找我，说他的孩子得了一种怪病，一天里会无休无止地打嗝，而且还经常清嗓子，已经持续四年了。他之前找了很多名医，去了各大医院，还特意跑去北京，却都找不出原因，各种治疗也都没有效果。后来趁着一次聚会，他把孩子领来让我看了一下。

孩子正在上四年级，非常活泼可爱，但是身体特别瘦弱，朋友说，孩子跟班里的同学个子相差一头。我看了看孩子，确实一直打嗝，我又观察了孩子的舌头，形状是尖尖的，舌头边尖很红，再看这孩子的脸色，鼻口周围颜色有点儿发青，这些表明，他的压力很大。

我曾经说过，真的要治一个人的病，一定要观察他的家人，看他们的家庭关系如何，这也是我现在看病的一个诀窍。我的这位朋友，是一位非常优秀的领导，管理着很多下属，因此，他对自己孩子的要求也特别高。我见过很多自身优秀的父母，会给孩子报各种补习班、兴趣班，不断给孩子加码，给孩子提各类要求，这让孩子感觉压力很大。而朋友家的孩子不断打嗝、清嗓子，其实就是身体对压力的一种反应，有的孩子还会表现为挤眼睛、鼓肚子等，西医在这方面有个术语叫"秽语抽动综合征"，其实就是身体在面对压力时，一种不舒服、不适应的反应。

这类病的病因，依然是肝气郁结，而之所以会得病，是因为压力太大。后来，虽然我给孩子开了方子，主要的思路就是健脾疏肝，以健脾为主，因为"土虚则木摇"，脾土健旺，才能真正控制住风动的现象，这个方子比较有效，在服用五服后治愈了他打嗝的毛病，当时这位朋友特别惊喜，说这次真正看到了中医的奇迹！但我知道，根源并没有得到消除。我那位朋友真正需要做的，是给孩子一个宽松的环境，让他能够舒畅地成长，不压抑、不憋屈。所以，我建议他在孩子放假的时候，带孩子回老家森林里玩，完全放松，以后也不要给孩子太大的压力。结果，后来我再见到这个孩子，他当时刚刚从老家回来，身体明显健壮了很多，面色红润，个子也长高了。

这个例子很有典型意义，如果我们只关注打嗝，就会把注意力集中在他的肠胃上，而不是情绪和压力导致的肝气郁结，这样，恐怕永远也治不好他的病。过去的我也常会这么想，如果那时我遇到朋友家的孩子，很可能认为孩子的问题在于脾胃，只要把脾胃调理好了，孩子就会健康，这是因为，我曾经以为孩子不会像大人一样，有情绪方面的问题。但这些年随着接触的孩子越多，我越发现，孩子们其实也承受着巨大的压力，也会有肝气郁结的现象，而肝气郁结，不仅容易伤及他们的脾胃，还会引发呼吸系统问题。

有位年轻爸爸在留言中说，他儿子6岁，3岁之前身体一直很好，3岁之后却一年四季几乎没有哪个月不犯支气管炎或鼻炎的，而且吃饭也没有从前那么香了，他不知道是怎么回事。后来在公众号上读了家源性疾病的文章后，才恍然大悟。原来3岁之后，儿子上了幼儿园，本身就有些不适应，再加上妻子望子成龙，十分严厉，如果孩子做题出错，或者什么事情没有做好，就会严肃地训斥孩子，这样一来，孩子肝气郁结，导致脾胃虚弱，继而引发呼吸系统的疾病。

可见，健康需要从建立和睦的家庭关系开始，这一点对每个家庭成员都很重要。

现在，人们越来越重视养生，列出了长长的养生食谱，办了一张又一张健身卡，但是，如果你每天吃着昂贵的有机食品，在跑步机上大汗淋漓地跑上几公里，却没有改变恶劣的人际关系，养生其实起不到什么作用。当一个人的生活中，假如出现了压迫自己的父母、感情失和的伴侣等恶劣关系，得病的概率就会飙升。相反，如果心有所依，家庭和睦，与周围人的关系融洽，即使天天粗茶淡饭，也照样能够少病少灾，健康舒畅。

第 **4** 章

化解肝气郁结的方法：
让圆圈转起来，把疾病甩出去

1.一个方子，为什么能治好近百种疾病

关于肝气郁结，我们先要明确一个概念，那就是中医所说的肝气郁结，并不是西医里的某种具体疾病，而是一种身体状态。

肝气郁结，指身体内的气被卡住，圆圈运转失灵了，这是大病前的一种病理状态，也是身体发出的重要警报。中医所说的"治未病"，就是指当圆圈运动刚刚被卡住时，要及时进行调理，以避免发展成器质性病变。如果调理不及时，就会引发很多大病、重病，比如中风、心肌梗死、乳腺癌、胃癌、肠癌和肺癌等。

那么，应该怎样调理气机呢？

有一个方子，在这方面堪称功劳卓著，叫作"下气汤"。这正是身体圆圈运动的发现者、清代名医黄元御总结出来的，后来又经过他的传人麻瑞亭老先生进行了改进，最终配方为：

> 配方：云茯苓9克、粉甘草6克、炒杭芍12克、粉丹皮9克、制首乌20克、广橘红9克、炒杏仁9克、法半夏9克。

麻老生前在西安行医，1997年去世，活了94岁，堪称高寿。他这一辈子，就是用这个"下气汤"来回加减，治疗了近百种疾病。对西医来说，这种治疗方法是不可思议的，因为中医与西医治病的思路完全不同。西医致力于杀死细菌，一种药只能治疗一种或几种病，比

如，现在西医治疗癌症，都是以杀死癌细胞为目的，但是效果也不尽如人意。

而中医，则着眼于转动身体内的圆圈，提升正气和免疫力。我们的身体原本就有强大的治愈力，只不过被不良情绪或其他因素暂时阻碍住了，不能充分发挥作用，只要清除障碍，让圆圈重新转动起来，就能恢复这种力量，促进身体自己修复。正因如此，"下气汤"这个调理气机、转动圆圈的方子，才能治愈那么多疾病。

"下气汤"里，云茯苓的作用是祛湿，因为身体内的湿气太重，会阻碍脾脏之气上升，这种情形，就如同潮湿的天气会形成雾一样，阻碍空气的流通和扩散。法半夏的作用是和胃降逆，促使胃气下降。粉甘草的作用也是促使脾脏之气上升的。杭芍药的作用是柔肝，丹皮的作用是清肝胆之火，制首乌也是调肝的。麻老认为，身体内的圆圈转动得不太顺畅，主要原因是脾脏之气没有上升，而没有上升的原因，大多是因为肝气郁结。一个人如果在家里受了气，或在单位挨了批评，或炒股赔了钱，或丈夫/妻子出轨，总之内心憋屈后，就会导致脾脏之气不升，这在中医里叫"肝气横逆克脾土"，即郁结的肝气，就像汽车在单行道上抛了锚，自然会阻碍交通，在人体内，则表现为阻碍脾脏之气上升。

在中医里，脾脏之气，又简称脾气，与我们平时所说的"脾气好"或"暴脾气"不同，但又或多或少有点联系，身体内的圆圈运动顺畅，脾脏之气平稳上升，我们的脾气就好；肝气郁结，脾脏之气不升，脾气就容易暴躁。而"下气汤"里，杭芍药和丹皮在一起，可以使得郁结的肝气不再郁结，向上升发。杏仁和橘红化痰降逆，促使肺气下降。

方子中的八味药各司其职，有升有降，在病人身上轻轻拨弄一下，把气机这么一调，让停滞的圆圈重新启动。麻老一生，就是在这个方子的基础上根据病情进行加减，治好了无数疑难杂症，其中包括很多妇科疾病。

麻老认为，血生于脾，藏于肝，而总统于冲任二脉。水土温暖，肝木上升，圆圈运动正常，月经就正常。相反，脾湿肾寒，不能生长肝木，肝气郁陷，疏泄不正常，月经就不正常。疏泄太过，会导致月经提前，或淋漓不尽；疏泄不及，则会月经滞后，甚至闭经。

一位 36 岁的女士曾找麻老看病，她月经总是提前，20 天左右来一次，量还特别多，颜色黑，成块状，10 天左右才停止，有时拖的时间更长，小腹隐痛，病情已经持续了半年。麻老诊断她的脾气和肝气没有从左边上升，身体内的圆圈转动得不太顺畅了，因此，麻老给她开出的方子是健脾温肾，疏肝升陷，调经止血，以此让圆圈再次转起来：

配方：云茯苓 9 克、建泽泻 9 克、炒杭芍 12 克、制首乌 30 克、全当归 9 克、广橘红 9 克、炒杏仁 9 克、炒杜仲 12 克、缩砂仁 5 克、炙米壳 3 克、棕榈炭 12 克、炒莲房 12 克、牡蛎粉 15 克、贡阿胶 9 克（分冲）、泡干姜 4 克、三七粉 3 克（分冲）。

这位女士服用了一个星期后，月经淋漓的情况就有所改善。后来，麻老将方子稍微做了些调整，再来月经时，月经量中等，颜色不再黑，腹也不痛。之后随访了 3 年，她的月经都十分正常。

除了调理月经，"下气汤"在调理女性乳腺疾病方面，效果也十分神奇，往往药到病除。

有位 32 岁的女士左边乳房下长了一个肿块，直径 1.5 厘米 ×1

厘米，质硬，已经一年多了，劳累和月经来潮时总感觉胀痛。有医生诊断其为乳房纤维瘤，经过治疗，却没有明显好转。后来这位女士找到麻老，麻老诊断为脾湿肝郁，肺胃之气不降，气滞血瘀。调理方法为健脾疏肝，平胆和胃，活血化瘀。

> 配方：云茯苓9克、建泽泻9克、炒杭芍12克、粉丹皮9克、老川芎9克、广橘红9克、炒桃仁9克、法半夏9克、昆布15克、广郁金9克、蒲公英15克、苦桔梗9克、青浮萍12克、草蔻仁6克。

吃完药后不到一个月的时间，这位女士去复诊，发现乳腺瘤明显缩小了，压痛也减轻了。又过了一星期，就痊愈了。

麻老常说："一张药方，恰如其分地变动一二味药，能使原方发挥不同的治疗作用。"这种情形就如同"划一条船，只需一支桨"，"下气汤"就是麻老拨动身体这条船的桨，虽然名为"下气"，但更多是促使脾气和肝气上升的，一上一下，来回拨动，麻老用它划动了生命之舟，治愈了近百种疾病。除了刚刚所举的病例，"下气汤"使用范围之广，超乎很多人的想象，它能应用的疾病包括胃下垂、肺痨、黄疸、慢性肝炎、早期肝硬化、结核性腹膜炎、溃疡性结肠炎、再生障碍性贫血、心脏病、心肌炎、中风、肾结核、阳痿、月经失调、崩漏、痛经、闭经、不孕不育，以及乳腺增生等。

神奇的"下气汤"充分说明了一个原理：让圆圈转起来，就能把疾病甩出去。

疾病就像小人，你与之纠缠，就会被他拖垮，正所谓"杀敌一千，自损八百"。如果你一身正气，小人就会觉得无机可乘，自然就会远离。所以，我们真的没必要与疾病纠缠、抗争，甚至一腔英勇地去做殊死搏斗，我们只需要转动圆圈，让身体自己去治愈自己。无论什么疾病，只要这个圆圈能转起来，自己慢慢变得强大，疾病也就会开始后退，最终被我们成功甩出去。

毕竟最终治愈我们的，不是别的，而是我们本身就拥有的修复力。

2.没有排出去的压力，容易变成乳腺结节和肿瘤

前几天，一位我非常尊敬的大姐告诉我，她患了乳腺癌。她在职场表现非常出色，但这也意味着压力很大。几年前我给她诊过脉，说她肝气郁结，必须减压，可当时她一心扑在工作上，并没有在意。最近检查出乳腺癌后，她难过地说："几年前罗博士劝我的时候，我没有重视，现在肠子都悔青了……"她的话让我很受触动，因为她反映出了很多女性所面对的现实。

女性是个十分特殊的群体，她们的身份是多变的：面对调皮的孩子，需要做耐心的妈妈；面对粗线条的老公，需要做温柔的妻子；面对父母公婆，需要成为贴心的女儿；面对难缠的客户，需要有足够的理智和机敏……家庭乃至社会的所有负面情绪，都需要在女性这里终结，女性就像是变废为宝的"垃圾情绪处理厂"，她们需要将外界的负能量，源源不断地吸收、排解，然后把正能量再源源不断地释放出来，让周围的人都能如沐春风。

正是因为女性要担当各种复杂的角色，她们也要承受各方面的压

力和考验，这导致大部分女性疾病都与肝气郁结有关。比如常见的甲状腺结节、肺部疾患、乳腺增生、皮肤问题、肠道问题、月经紊乱、私处瘙痒、胃部不适、肥胖等。

现在，女性患乳腺结节的越来越多，经常是一个单位去体检，发现从20岁到50岁的女员工，全都有乳腺结节，甚至有的已经转化为恶性肿瘤。

我在公众号里、讲课时和书中，都反复强调过，女性患乳腺结节的罪魁祸首，就是肝气郁结。因为肝气郁结破坏了身体内的圆圈运动，会导致气血不畅。中医说："气有一息之不运，则血有一息之不行。"气血不畅，郁结在身体某个最薄弱的环节，最终就会演变成疾病。对有的人来说，可能是高血压、中风和冠心病，对另一些人来说，可能是肺病、肾病、胃病和肝病，而对女性来说，则很可能是卵巢囊肿、子宫肌瘤、乳腺增生，甚至乳腺癌等。

所以，女性的乳腺疾病与年龄无关，与肝气郁结的时间和程度有关。

以乳腺增生为例，在古代中医里，乳腺增生被称为"乳癖"。《外科正宗》说："乳癖乃乳中结核，形如丸卵，或坠重作痛或不痛，皮色不变，其核随喜怒消长，多由思虑伤脾，恼怒伤肝，郁结而成。"主要临床表现为乳房肿块、疼痛，还伴有月经不调、烦躁易怒等症状。

中医认为，导致乳腺增生的不良情绪有两种：思虑和恼怒。

"思虑"有很多层含义：

一是担心和焦虑。女性需要焦虑的事情真的太多了，谈恋爱，担心对方爱不爱自己，结婚后，担心对方是不是永远爱自己。除了感情问题，还要担心自己的工作、担心孩子的学习、担心父母的身体等，可以说，女性很容易长期处在忧虑之中。

　　二是纠结，思来想去，陷入激烈的内心冲突。例如，有些女性每天早上在选择穿什么衣服出门时会纠结很久："我穿这件是不是显得太胖，穿那件是不是太性感。"还有一些女性，在该不该给男朋友打电话这件事情上，也会纠结半天："如果我打电话给他，他可能会觉得我太主动，会不珍惜我；但如果不打，他会不会觉得我不在意他，然后和我渐渐疏远。我是该矜持一些，还是该主动出击？"对于内心纠结的女人来说，就像开车时一只脚踩着油门，另一只脚踩住刹车，费了半天劲，车却只能在原地打转。

　　三是疑心重。人们常说女人是天生的福尔摩斯，很多女性喜欢捕风捉影，丈夫回家晚了一点儿，会怀疑是不是有了外遇，婆婆说话声音大了一点儿，又会怀疑是不是在跟自己置气。这些女性一天到晚紧张不安，难以平静。

　　用通俗的话说，思虑就是内心戏太多，把事情想得太复杂、太沉重，而这种情绪上的疑虑、纠结和担心，势必让气血纠缠、停滞和郁结，剪不断理还乱。中医说，思虑会导致脾气郁结，最终体现在乳房上，形成肿块。

　　思虑分为很多层面，同样，恼怒也包含着两部分：恼和怒。

　　恼，是指烦恼、苦闷、怨恨和懊恼等，这部分情绪主要是指生闷气，自己心里气得不行，却没有表现出来。然而，当闷气积攒到一定程度之后，是会突然向外溢出的，这时"恼"就变成了"怒"——愤怒——这是一种向外发泄的情绪。

　　中医认为，怒伤肝，而乳头属于肝管辖的区域，所以，经常生闷气、发火的女性，郁结的怒气会滞留在乳房上，患上乳腺增生，所以很多女性一生闷气，就会感觉到胸口疼。女性要时刻记住，你每一次生闷气和发火，都是在增加患乳腺增生的风险。而乳腺增生进一步发展，很容易变成乳腺癌。

有些女性认为，既然生闷气不好，那么将怒气发泄出来，心理舒坦，气顺了，是不是就不会生病了？事实并不是这样。在我认识的患乳腺疾病的女性中，大致可以分为两类：一类女性总是压抑自己，顾及别人。她们从小特别懂事，是爸爸妈妈的乖乖女，家里的贤妻良母，单位里的好员工。但这种好人的外表下，却有着不堪重负、憋屈的内心，她们承受了太多的压力，忍受了太多的委屈，却又无处倾诉，最后憋出病来。

但还有一类女性，与之截然相反。这类女性脾气火爆，点火就着，一点儿小事都能引起她河东狮吼。她们从不控制情绪，从不忍耐，也从不考虑别人的感受，无论是对孩子、丈夫和同事，只要稍微感觉不公，或者受了一丁点儿委屈，就会不管不顾地直接怼回去。这类女性的攻击性很强，很难处理好人际关系，尤其是亲密关系。很多人误以为她们将心中的怒火发泄出来了，就不容易生病了，实际上恰恰相反，这类女性更容易生病。原因如下：

首先，她们之所以会发火，是因为内心深处原本就憋着一股火，外因仅仅是一个触发器，触动之后，积攒了很久的怒火喷薄而出，所以她们才会反应过度，为芝麻大的事，发天大的火。尤其重要的是，她们发的大多是无名火，即无意识中的火。她们根本不明白自己发火的原因，即使说出个理由，也往往不是真正的理由。而真正的原因是，她们将小时候或过去长期憋屈下来的火，迁怒到了今天的生活中，也就是说，她们本来就憋着旧火，所以才会一点就着，引爆新火。

其次，向外发泄愤怒，会让肝气暴升，使身体在短时间内承受巨大的压力，很容易出现高血压、脑中风和猝死。心理研究发现，人在暴怒时，身体产生的压力毒素，足以让小鼠致死。

最后，发泄愤怒，就像发射炮弹一样，具有很强的后坐力，比如，一些女性骂完丈夫和孩子后，马上就开始后悔、自责，恨自己不能控制情绪，甚至觉得自己是一个坏妻子、坏妈妈，而这种愤怒的后坐力对身体的伤害更大。老子说："和大怨，必有余怨，焉可以为善？"这是告诉我们，尽量别让怨恨产生，尤其是大怨。即使最后大怨和解了，也会有很多小怨滞留在身体中，淋漓不尽。

所以，不管是生闷气，将愤怒憋屈在身体中，还是发火气，将愤怒发泄出来，只要是内心产生出过量的愤怒，都会对身体造成极大的伤害。

3.乳腺增生了，我该怎么办

从某种意义上说，乳腺如同女性心情的晴雨表。

一位女性朋友跟我抱怨，说自己每次生气或大哭一场过后，乳房都会胀痛，她暗想："难道是乳腺增生了？"后来到医院检查，果然如此。

乳腺增生如今已经成了女性的常见病，常见到一群女性凑在一起聊这个话题，如果谁不增生，大家反而会觉得奇怪。对于已经患上乳腺增生的女性来说，除了调控好心情之外，中医还有一套应急的方法，那就是疏肝理气，其中之一，是服用中成药"加味逍遥丸"。

"逍遥丸"原名叫"逍遥散"，出自宋代的《太平惠民和剂局方》，后来在古方的基础上又加了牡丹皮和栀子两味药，变成了

"加味逍遥丸"。

配方：柴胡、当归、白芍、白术、茯苓、甘草、牡丹皮、栀子。

用法：在每次月经前的一周，月经结束后，就不必再用药了，到下个月经周期之前，再服用一周的时间。用量参照说明书。

下面，我们分析一下这个方子的主治和适应证。

首先，方子的思路是调理肝气郁结的，这样的患者，基本上都是情绪不佳、郁闷、憋屈、不开心等导致的。当肝气郁结得太多之后，就会转化成肝火，而肝火上行，人会出现头晕、耳鸣、眼睛红赤等各种问题。这种头晕是一阵阵的，经常感觉忽悠一下，晕几秒钟，当然，有的人情况会严重一些；而这种耳鸣，是突然的爆鸣，有人形容是轰鸣；眼睛红赤，就是感觉眼睛像冒火一样，非常难受。除此以外，还会有口苦口干的症状。口苦，是肝气郁结、有肝火最明显的表现。针对肝郁和肝火的问题，方子里用"柴胡"疏肝理气，用"白芍"柔肝敛肝阴，用"当归"养血。因为肝火会灼烧肝阴，也会让人变得血虚。

其次，方子还有一条思路，是补脾。因为情绪不佳、肝气郁结，人会感觉两胁有胀痛的地方，女性在月经前感觉会特别明显，觉得胸中闷闷的，需要长出气甚至叹气，才能正常呼吸。我们说肝属木，当树木被压制、无法向上生长时，它就会横向生长，这就是肝气横逆，此时，它最容易欺负到的脏器，就是脾胃，在中医里这叫"肝气横逆克脾土"。正因如此，肝气郁结之人，一般脾胃都不大好，容易出现各种膨闷胀饱、嗳气和泛酸水。经常有朋友问我，自己为什么会泛酸水，是不是饮食不太合适？其实，这都是肝气横逆后，导致胃气不能下行而上逆所引发出的问题。当脾胃持续受伤，则会引起脾虚，出现四肢无力倦怠的症状，而脾虚，意味着土气不固，则更容易导致肝木的施虐。所以，这个方子在疏肝理气的同时，还分兵一路，用"白术、茯苓、甘草"补脾。

最后，加上丹皮泻肝火，栀子清心火，去火的效果更好。

在中医看来，一个长期情绪不佳的人，必定肝气郁结，然后导致血虚，又引起脾虚，而这三个问题，又互为因果，互相影响。脾虚会加重肝气郁结，血虚会加重肝火上炎，这是一个"铁三角"，但是起到的作用却很不好，它横亘在身体中，破坏了人体的平衡，导致女性患上月经不调、乳腺增生等妇科疾病。而"加味逍遥丸"中，用很简单的几味药，将这三个方面都照顾到了，所以对于经常生气、憋屈的女性来说尤其适合，而这种月经前使用的方法，效果最佳。

一位女性说，她之前每个生理周期前都会脾气暴躁、乳房胀痛，丈夫和孩子表示无法忍受，她自己也非常苦恼，但就是压不住火，而且自己也患有乳腺增生，后来吃了"加味逍遥丸"之后，不仅两胁不痛了，其他所有症状也都没有了。还有一位女性朋友，患了严重的乳腺增生，经常疼得不敢碰，后来吃"加味逍遥丸"，增生也全部消失了。

当然，药物仅仅是辅助治疗，关键还是要改变认知，保持良好的心情，不生气、不憋屈。

4.乳房胀痛、乳腺增生，艾灸可以帮你忙

生活不可能事事如意，每个人或多或少都有烦恼。可以说，烦恼是生活的必然，但却不是生活的必要。重要的是，我们要善于调节，如果能够及时调节，遇事想得开，不过于纠结，那就不会被烦恼伤害。如果一时调节不过来，也不要太强迫自己，给自己一点时间去疏解。有的人总是很着急，急着生气，也急着让自己不生气，她们会告诉自己："我今天一定要把这种心情转变过来。"而恰恰是这样的想法，会让情绪越来越糟糕，从身体上，也会让乳房更加胀痛，乳腺增生更严重。

很多年轻的姑娘也都有乳房胀痛的经历，尤其是月经之前特别明显，有时疼痛还会波及肩部和背部，但是月经结束后，乳房疼痛又会逐渐自行缓解。这种情况下，要是触摸，能触摸到局部有增厚或者肿块，伴有压痛。到医院去检查，八成会诊断为乳腺结节和乳腺增生，医生通常也没有什么好的治疗办法，大多是让患者定期检查，等达到手术标准了，再进行手术治疗，而在此之前，患者只能忍耐一次又一次的经前疼痛。女性如果有类似的困扰，大可不必咬牙忍耐，不妨试试用艾灸来辅助治疗。

不良情绪对乳房疼痛和乳腺增生有重要影响，循行经过乳房的经络分别为：足阳明胃经、足厥阴肝经、足少阴肾经、足太阴脾经、任脉、冲脉等。其中，可以选择下列穴位：

肩井穴

在肩部，前直乳中，当大椎穴与肩峰端连线的中点上。肩井穴有通经活络、豁痰开窍的作用。足少阳之筋"上走腋前廉，系于膺乳"，肩井为足少阳经经穴，故可用于治疗乳腺疾病。

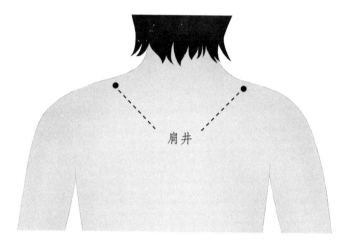

肩井穴

膈俞穴

在背部，当第 7 胸椎棘突下，旁开 1.5 寸，膈俞是血会，因此，血瘀的问题可以选用膈俞来改善。

肝俞穴

在脊柱区，第 9 胸椎棘突下，后正中线旁开 1.5 寸。

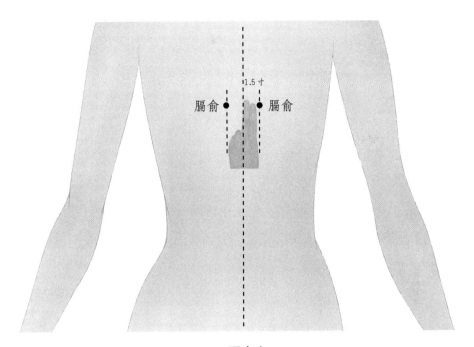

膈俞穴

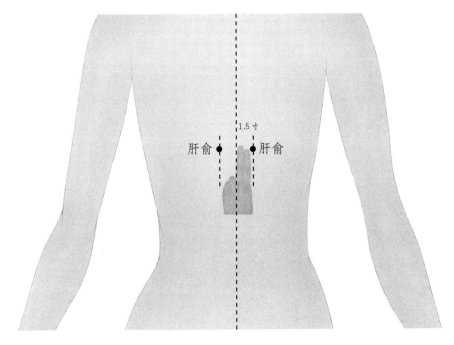

肝俞穴

足三里穴

在小腿外侧，犊鼻下 3 寸，胫骨前嵴外一横指。足三里为强壮保健要穴，对于虚劳诸证有很好的疗效，也是日常保健常用穴。

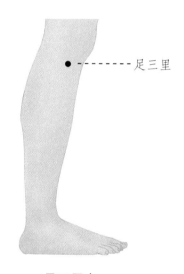

足三里穴

艾灸操作方法：

将艾条一端点燃，对准上述穴位，在距离皮肤一定的距离处施灸，使患者局部皮肤有温热舒适感即可，每次灸灸 20 分钟，每日 1 次，7 次为一个疗程，共治疗 2 个疗程。

肩井穴属足少阳胆经，为手足少阳、阳维之会穴，具有舒筋活络、散结止痛的功效，是治疗痈肿、瘰疬的重要穴位。乳腺增生患者大多会有肝郁气滞的表现，肩井穴属胆经，有疏肝利胆的功效。膈俞为血会，可以行气解郁。肝俞可以疏肝理气，直接调理对应的脏腑。足三里是"足阳明胃经"的主要穴位之一，是历代医家所推崇的养生保健要穴。中医认为，脾胃为后天之本，气血生化之源，五脏六腑赖之充养，是生命的根本。所以，调补脾胃的重要穴位——足三里可以补益气血，扶正培元。

当然，也不是所有人都适合艾灸，有的人平时体内热盛或者阴虚，这类人就不建议用艾灸了，不然反而会让情况更严重。

虽然中医可以内调外治，但是对于乳腺增生这样的疾病，最重要的，还是要注重改变认知，调整情绪，尽量避免生气动怒。女性朋友们可以看一看《道德经》，我认识的很多女性都说，每次自己遇到生气的事情时，看会儿《道德经》都能疏解怒气，豁然开朗。她们甚至开玩笑说，吃"加味逍遥丸"，外加看《道德经》，可以彻底治愈乳房胀痛和乳腺增生。

最后，我再教大家一个日常的调理方法：

平日里如果经常用玫瑰花、月季花泡水代茶饮，也可以调理乳房胀痛和乳腺增生。对于肝肾亏虚、冲任不调的女性，还可以少量地服用一点儿乌鸡白凤丸。

5.生气导致的月经不调，可以这样调理

月经像潮汐，对身体的压力和情绪变化特别敏感，所以，内心憋

屈、肝气郁结的女性总是会出现月经不调的情况。

肝气郁结会导致月经周期紊乱，有的先期而至，有的则推迟，还有的一会儿提前一会儿错后，没个定数。经期提前的，是因为有肝火，因而热迫血行；而推迟的，则是气滞血瘀导致的；同时，肝气郁结还会导致月经量不正常，经行不畅，经色紫红，夹血块。

最关键的是，这样的女性往往胸胁、乳房、少腹胀痛，月经前尤其明显，几乎成了月经将至的一个重要信号。

肝气郁结引起的月经紊乱，是最难分析的，因为几乎没有任何规律。此时，女性要根据自己的情绪变化观察舌象，然后结合症状来判断。

至于肝气不舒的调理方法，其中最重要的，是要调整自己的情绪，不急不躁。还可以服用"加味逍遥丸"，日常里，可以用玫瑰花6克、佛手6克、月季花6克、陈皮6克等泡水代茶饮，另外，运动、旅游等也能辅助放松情绪。

只要身体内部和谐了，月经自然就能调理好了。

6.女性想美丽，先要疏通肝气

脸上长斑对女性来说，无疑是个沉重的打击。一位女性说，她自4年前怀孕起，整张脸就都长了斑，脸色还发黑，特别是眼睑，天天挂着黑眼圈，此外，鼻子与上嘴唇周围颜色加深，那种巨大的变化，简直可以用毁容来形容。

女性脸上长斑不仅影响美观，还影响心情。很多女性因此变得不再自信，有位女性说，每当照镜子，看着自己满脸的斑点时，自卑感特别强烈，甚至有不想活下去的极端念头。

对于女性来说，最常见的斑是黄褐斑。

曾经有位女性来找我调理身体，她五官很漂亮，皮肤也很白，但可惜的是，脸上长着明显的黄褐斑。问诊过程中，她的丈夫打来电话，她当着我的面接通电话，让我吃惊的是，这么美丽的一个人，脾气竟然十分火爆，拿起手机冲着她丈夫就是一通大喊大叫，声音之大，把我都吓了一跳。我默默地想，这么大的脾气，难怪会有黄褐斑。

黄褐斑又叫肝斑，发病的原因是肝气郁结。中医说，气为血之帅，气行则血行，气止则血止。肝气郁结之后，体内的气循环不畅，致使血液循环不畅，色素沉淀物就会停留在皮肤上。所以，女人一旦内部肝气郁结，脸上就容易长斑。

黄褐斑令人烦恼，很多女性要么用各种化妆品来遮，要么用激光去打。可是，黄褐斑是身体失调的结果，如果这个问题不解决，只靠化妆品和美容仪器，是不可能一劳永逸的。况且身体失调并不是只会引发黄褐斑，还会引起身体的衰老，日积月累，甚至产生疾病。所以，内调才是治疗黄褐斑最正确、最根本的方式，我们必须要从内调节下手，这个概念，叫作"内美容"。

那么，中医是怎么看待黄褐斑的呢？中医认为，除了肝肾不足、脾胃虚弱之外，黄褐斑最大的致病因素就是肝气郁结。

我们不妨回想一下自己认识的女性，凡是面部有黄褐斑的人，基本都是脾气不好的人。她们遇事控制不住情绪，更不懂调节心情，有人在出现情感创伤后，很快就出现了黄褐斑。有些女性在离异后，孤独、痛苦、心中充满怨恨，这些憋屈的情绪没有得到很好的处理，就变成了脸上的黄褐斑。还有的女性到了更年期，原生家庭积攒下来的情绪、夫妻情感多年的压抑等，突然集中大爆发，每天都处于情绪极不稳定的状态，结果也患上了黄褐斑。

有黄褐斑的女性，时常伴有情绪郁闷、烦躁易怒、胸闷不舒、胸胁胀痛、口苦口干、恶心、失眠多梦、面部发热。看她们的舌象，大多是舌红苔薄，舌形尖细，脉象则弦细。这种情况下，治疗要以舒肝清热为先，可以用中成药"加味逍遥丸"来调理。

肝气郁结，往往会致使脾胃虚弱，气血不足。所以在调理黄褐斑的问题上，疏肝理气和健脾养血要同时进行，我一般推荐"归脾丸"。

另外，中医过去有句话，叫"无瘀不成斑"，瘀血阻络，会导致面部的气血不通畅，淤积成为黄褐斑。所以，有的女性朋友在吃三七粉后，一个重要的改变就是面部的皮肤开始变好，色斑开始变淡，这就是活血化瘀的效果。曾经有人抱着试试看的态度，喝了一小勺三七粉，谁知第二天脸上的斑点就变淡了，她很惊喜，坚持喝了半个月后，发现不仅脸上的斑慢慢变淡了，而且舌下静脉也没有过去那么粗、那么黑了。

我的建议是，在吃三七粉的时候，可以每天睡觉前，用一点儿三七粉，轻轻涂抹在面部有斑的位置，这样会起到内外同治的效果。还可以用"桃红四物汤"泡脚，效果也很不错。

明白了黄褐斑出现的原理，再从这几个方面调理，黄褐斑应该很快就会得到改善。

在运用这些方法时，通常情况下，我会建议大家去找附近的中医酌情调理，这样更有针对性。但是不乏有地区求医不易，针对这样的患者，我可以提供一个基本的思路：

早餐后 1 小时，服用归脾丸，中午服用加味逍遥丸，晚上服用左归丸，都用砂仁水冲服。所谓砂仁水，就是用 1 克的砂仁熬水，一次可以用一天。

同时，每天早晚各用温水冲服 1 克的三七粉。

通过这种方法，早晨补脾，中午疏肝，晚上补肾，同时活血化瘀，可以把各个方面都照顾到，坚持一两个月，面部会有一个明显的改善。一位朋友留言给我，她妈妈就是肝气郁结导致的黄褐斑，用这种方法，老毛病都没有了，身体由内而外实现了健康。

最后，我再给大家介绍一个方剂，这是一位老中医的经验方，这个方子以滋补为主，在大家肝气不舒调理得差不多的时候，如果还有虚损的情况，可以用这个方子来调补脾肾：

> 配方：当归 15 克、土炒白术 15 克、白芍 15 克、熟地 15 克、续断 15 克、巴戟天 15 克、女贞子 20 克、山萸肉 15 克、砂仁 15 克、五味子 6 克、厚朴 6 克、甘草 6 克。
>
> 用法：熬水，服用。
>
> 罗博士特别叮嘱：孕妇忌服。

如果附近有专业中医，可以请他们根据此方加减。

如果不想服用中成药，也可以早晚只服用此方，中午服用加味逍遥丸，同时，每天早晚各用温水冲服 1 克的三七粉，活血化瘀即可。

7.憋屈出来的甲状腺结节，该如何化掉

女性一到中年，随着正气慢慢减弱，身体问题就多了起来，

现在患甲状腺结节的女性很多，同一个单位体检，往往就能查出很多。

甲状腺结节，是指在甲状腺内的肿块，可随吞咽动作随甲状腺而上下移动。临床上有多种甲状腺疾病，如甲状腺退行性变、炎症、自身免疫以及增生物等，都可以表现为结节。甲状腺结节可以单发，也可以多发，多发结节比单发结节的发病率高，但单发结节甲状腺癌的发生率较高。

在甲状腺结节的发病过程中，碘摄入紊乱是一个重要原因，饮食习惯的大环境导致了这一现象，比如现在人们吃海产品很多，而且偏爱的食物里很多也都是高盐。

除了碘摄入这个因素之外，我还注意到，不良情绪对此病的影响也很大，这一点在女性身上尤为明显。

我之所以发现甲状腺结节与肝气郁结关系密切，是因为见过很多鲜活的病例。当年在北京中医药大学读博士时，曾去一位朋友家中拜访，他的夫人就有甲状腺结节，我观察以后，认为病因肯定与她经常生气有关。

朋友在中央电视台工作，家里大多由他夫人照料。他们的孩子很贪玩，不爱学习，而夫人又很要强，处处都不愿意降低标准，于是，每天都在生气，肝气郁结了好几年。

这些年经过观察，我发现得甲状腺结节的人，绝大多数人工作压力很大，或者是性格特别急躁、爱生气、心里常常有烦心事。所以，如果能确认自己的压力较大、情绪不佳，对于甲状腺结节的调理，就可以用疏肝理气的方法。

在这里，我给大家介绍一个对甲状腺结节有效的方子，叫"栀子清肝散"，我后来将其改成一个泡脚的方子：

配方：柴胡6克、炒栀子6克、丹皮6克、香附6克、当归6克、川芎6克、白芍9克、茯苓20克、郁金6克、远志6克。如果肝火较大，可以加上牛蒡子6克、夏枯草6克。

用法：熬水，药汁兑入温水泡脚，每天最好能泡两次，每次泡20分钟左右，水淹过脚踝即可。

在这个方子里，柴胡是疏肝的；炒栀子能泻心火，清三焦之火；丹皮是疏肝气的，泻肝火的力量很强；香附是理气的；当归是养血的；白芍是柔肝敛阴的；郁金、远志有理气安神的功效。这个方子的原理很简单，就是养血疏肝，理气通络。对情绪不佳、肝气郁结引起的甲状腺结节效果较好。

我的母亲就得过甲状腺结节，一共有5个，检查出来以后，母亲吓坏了，一直担心会发展成肿瘤，整日惴惴不安。当时，西医主张切除，我则决定用中药化解。那位西医也是我的朋友，告诉我："肯定不能化掉，我做了这么多年的医生，甲状腺结节除了手术切除外，没有能用药物化掉的。"还开玩笑地说，我要真能用中药化掉，就和我一起联合写篇论文，拿到专业期刊上发表。后来，我用疏肝气的方法给母亲调理，母亲的甲状腺结节真的全都消失了。

还有一次，一家杂志社采访我，主编说她就有这个病，于是我就介绍了这个方子。后来有一天，她突然给我打来电话，说她用了一段时间，今天去检查，此刻刚走出医院的大门，而检查报告表明结节消失了，她非常开心。

在留言中，很多女性朋友说，她们用这个方子泡脚，睡眠好了，凌晨也不躁热了，早上起床，眼睛清凉，浑身轻松。

对于患甲状腺结节和乳腺结节的女性来说，还可以服用一种中成药——内消瘰疬丸，该药具有疏肝解郁、清热解毒、软坚散节的功效，可以治疗气郁、血郁和痰郁造成的颈部淋巴结肿大、颈部结节，甲状腺肿大和乳腺增生等。

甲状腺结节与乳腺结节一样，与不良情绪有很大的关系，说到底，还是要调整好心态，遇事不较真，不吹毛求疵，不追求完美。尤其是最后一点，很多女性性格其实很好，但却是完美主义者，能做到不和别人较劲，却总不肯放过自己。人一追求完美，神经系统就会时刻紧绷，造成内分泌紊乱，肝气郁结，而心结就转化成了身体里真实的结节。

8.颠簸的更年期，可以这样平稳度过

更年期是女性的一道坎。经历过更年期的女性，大多觉得不堪回首；没经历更年期的女性，则对此忐忑不安；最难过的，应该就是正被更年期折磨的女性了，每天站也不是，坐也不是，身体总会出现各种不可思议的状况，简直是种煎熬。

更年期女性卵巢功能逐渐衰退，此时，如果神经内分泌没能自我调节到一个新的平衡，雌激素就会出现异常，此刻如果再受到生活环境、人际关系、个人性格等方面的影响，女性就会经常出现烦躁、焦虑、压抑、缺乏自信、意志减退、对任何事都兴趣寥寥等情况，此外，还伴有身体上的月经紊乱、潮热汗出、心悸失眠、头晕耳鸣、四肢麻木、身倦乏力、全身不适等症状，以上种种，就被称为"更年期

综合征"。

更年期有多难受？一位女性朋友说，她进入更年期后，因为潮热出汗太严重，曾经两次住院，而且出现了抑郁、焦虑、胸闷气短等症状，内心十分痛苦，觉得生无可恋。

女性更年期应该怎么调理？西医一般会采取口服激素的办法，但副作用较大。中医认为，女性更年期综合征有三方面原因：一是肝气郁结，二是正气不足，三是血虚血瘀。针对肝气郁结的问题，可以用"解郁汤"泡脚，也可以口服"加味逍遥丸"。不过，由于每个人的情况不同，需要根据自己的情况，请专业中医辨证治疗。而针对正气不足的情况，可以服用"乌鸡白凤丸"和"定坤丹"。如果确认自己血虚，可以服用"玉灵膏"；如果有瘀血，还需要用"桃红四物汤"和"三七粉"活血化瘀。

除此之外，还可以采用艾灸的方法。艾灸时需要选取下面的穴位：

关元穴

在下腹部，脐中下 3 寸，前正中线上。关元是养生保健的常用腧穴，为"男子藏精，女子蓄血之处，是人生之关要，真元之所存"。

三阴交穴

属足太阴脾经穴。位于人体下肢穴位。在小腿内侧，当足内踝尖上 3 寸，胫骨内侧缘后方。是足三阴经的交会穴，可一穴调三脏。由于女子属阴，以"血"为养，三阴交对于女性保健有特殊的意义。

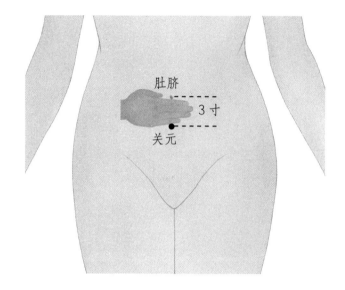

肚脐

3寸

关元

关元穴

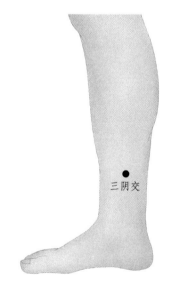

三阴交

三阴交穴

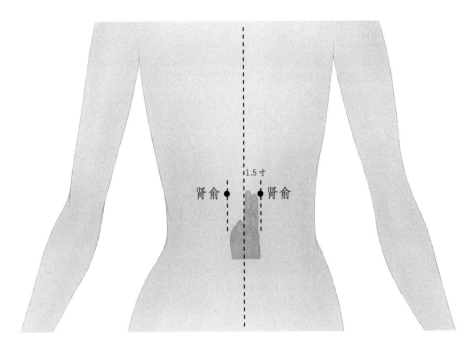

肾俞穴

肾俞穴

在脊柱区，第2腰椎棘突下，后正中线旁开1.5寸。肾俞穴穴性偏补，肾又为先天之本，藏先天精华，只有肾中精气充盛，五脏六腑才得以滋养。因此灸肾俞穴能益肾固精、强筋壮骨、缓解疲劳，保持人体的正常生理活动和功能。

太冲穴

位于足背侧，第一、二跖骨结合部之前的凹陷处，以手指沿踇趾、次趾夹缝向上移压，压至能感觉到动脉映手，就是太冲穴了。此

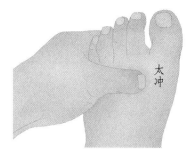

太冲穴

穴位可疏肝解郁，平时觉得气郁不畅的时候，可以点按期门和太冲。

操作方法：

艾条点燃后，距穴位皮肤 2 到 3 厘米处缓慢施灸，以被灸者皮肤温热红晕而无灼痛感为宜，每次灸 15 分钟，隔日 1 次，1 月为 1 疗程，连续治疗 2 个疗程。

三阴交是妇科治疗常用的重要穴位，是足太阴脾经的腧穴，又是足太阴、少阴和厥阴经的交会穴，灸之可调肝、脾、肾三脏，理气活血，使气血充足，胞宫得养，冲任得充，阴阳重归平衡，各种病症也能随之好转。关元是调理任冲的重要穴位，其位置与子宫在体表的投影相一致。临床上，两穴经常互相配合，协同治疗围绝经期综合征。肾俞为肾之背俞穴，能够调理任冲、调益阴阳，增强围绝经期女性的免疫力。艾灸时借助灸火的热力，通过经络的传导，使温热效力直达腧穴深部，激发、增强机体的免疫力，增强抗病能力，改善围绝经期综合征的症状。

有女性在进入更年期前，坚持艾灸了 4 年，结果，更年期比别人要舒适得多，这是因为，更年期会遇到的许多问题，她都已经提前用艾灸调理好了。

9.肝气郁结导致的失眠，泡脚就能解决

我的微信好友大概有 4 千人，每天起床后我浏览朋友圈的时候，都能发现有朋友在凌晨三四点钟发圈："又是一夜无眠，真没办法！"

失眠困扰了很多人。失眠的第一个原因，就是各种压力、烦恼、紧张和焦虑等不良情绪导致的，这是现代人最主要的问题之一，多数出现在白领身上，尤其是领导层。另外，家庭里爆发的各种冲突，也会导致这个问题，一些心思比较重的女性，这个问题会更加突出。

那么，我们该如何判断这种情况呢？

首先，这种人的舌头伸出来是尖尖的形状，有肝气郁结的症状，会感到嘴苦、口干、头晕、胃口不佳、胸闷、心悸、肋骨胀痛、心烦爱发火、恶心有呕吐感、失眠多梦等。

此时，可以用我推荐的"解郁汤"泡脚方。

自从我推荐了这个方子，很多朋友给家人使用后，都收获了很好的效果。一般情况下，只要是情绪不佳引起的失眠，用这个方子会立竿见影，通常用药的当天就能拥有较高质量的睡眠。

长江商学院 EMBA 班里有位学员，有一天突然给我打电话，说他一位朋友的妻子常年失眠，想找我咨询。当时我正在上海出差，他们夫妇居然从乌鲁木齐立刻飞到了上海，见面后，这位女士说她半年没有睡觉了，我说不可能，因为人只要几天不睡觉就会崩溃的。很多

失眠患者声称自己很多天没有睡觉，医学专家对他们进行检测，发现他们其实都不同程度地睡眠过，只是自己没有任何记忆而已。

当时我判断，她的失眠是情绪不好引起的，她却矢口否认，说自己生活无忧，不可能情绪不好。但我很相信自己的判断，因为很多人在别人面前时，是会无意识掩饰自己的问题的。所以我也给她开了"解郁汤"，让她回去泡脚。几天后，我的那位朋友打电话给我，说那位女士用了5天后，每天已经可以睡眠5个小时了。后来又过了大约10天，朋友再来电话，说她已经彻底痊愈了，而且特别强调，是真真正正的痊愈了。

"解郁汤"并不是专门用来调理失眠的，而是疏肝理气的，只要肝气一旦调达之后，失眠等诸多问题也就顺理成章地解决了。正因如此，到了后来，这个方子我越用范围越广，只要是情绪不好引起的身体问题，除了及时去医院治疗外，都可以用"解郁汤"在家里泡脚，辅助调理一下，效果往往出人意料地好。

很多人的身体问题看似与情绪无关，但是仔细询问，都可以追溯到几年前一件让自己情绪郁结的事件，虽然后来觉得一切都过去了，但实际上，身体一直没有调整过来。失眠严重的人，除了泡脚外，晚上还可以加服：

> 配方：山萸肉6克、五味子3克。
>
> 用法：熬水，用此水冲服炒酸枣仁粉3克，每晚服用一次即可。

这种治疗方法用的是养肝血、安心神的思路。

此外，血虚和瘀血也会导致失眠，血虚的女性会有下列特征：脸色不佳、疲劳、手脚冰冷、关节疼痛、便秘、月经前头痛等。这时，可以用"玉灵膏"来调理，这是我用过的养血最有效的方子，心脾同补，养血安神，服用之后，大家反映最多的，就是睡眠质量变得非常好。玉灵膏配方如下：

配方：龙眼肉 500 克，西洋参 50 克，捣碎，拌均匀；放到一个碗里，上锅隔水蒸，蒸 40 个小时。

用法：每天一调羹，开水冲泡服用。

很多人或许会疑惑，为什么玉灵膏要蒸那么久，其实，玉灵膏蒸十几个小时时，味道是甜的，口感不错，但吃了容易上火。蒸到 40 个小时，虽然味道会有点儿发酸，却不会上火，而且效果最好。因此，40 个小时是很有必要的。

玉灵膏调理血虚引起的失眠，效果极好，这方面我现在收集到的病例足有几百例。如果女性既肝气郁结，又血虚，可以用"解郁汤"先泡脚一两周，然后再服用玉灵膏。对于有湿气的女性，舌苔厚腻的，可以先用赤小豆 30 克、薏米 30 克、山楂 3 克，熬水喝两天，再服用玉灵膏，也可以同时服用。

10.肝气郁结导致的疑难杂症，该如何调理

肝气郁结会导致很多疑难杂症。

比如，很多女性都有不孕不育问题，开始怀疑是输卵管堵塞

了，到医院去检查，没有任何问题，后来又怀疑是丈夫的问题，一通检查后，问题也不出自这里，但奇怪的是，就是怀不上孩子。其实，这些女性的不孕不育往往是肝气郁结导致的，可以用"解郁汤"泡脚来改善。

有些女性一吃补药就上火，或因为肝气郁结得了高血压，也可以用"解郁汤"泡脚。我的经验是，无论什么疑难杂症，只要是肝气郁结，都可以用"解郁汤"泡脚。

还有一些女性在咽口水的时候，发现喉咙里好像有东西堵着，大惊失色，以为得了食道癌，可是去医院检查了一圈，又没有什么问题，这是怎么回事呢？在中医里，这种情况叫"梅核气"。

梅核气，这个病的名字特别形象，说的是患者感觉咽喉之间像被塞了一个杨梅的核，堵在那里咽也咽不下，吐也吐不出，还神出鬼没，时有时无。

这病很诡异，虽然能明显感到咽喉中的异样，但也只是感觉，并不是真的有东西堵在那儿，吃饭说话也都不受影响。中医认为，这是因为心情不舒畅，使得肝气瘀滞，痰与气纠结，停留聚集在咽喉所致。患这种病的多数是女性，而且是情绪不佳的女性，她们有气闷在心里，气机阻滞，结于咽喉。这个病有个特点，那就是发病总与情绪波动高度吻合，情绪好的时候，一切正常，只要情绪不好了，病情顿时加重。

现代医学将"梅核气"称为"咽异感症"，又常被叫作咽部神经官能症、咽癔症、癔球。需要提醒大家的是，梅核气虽然多出现在咽喉部位，但在实际诊疗上，我见到在食道上端出现此病的也不少。而且，这种病除了给咽部带来异常的堵塞感（如痰黏感、梗阻感、异物感等）外，有时还会有灼热感，甚至，有蚂蚁在里面爬来爬去的感觉。

那么，梅核气该如何调理呢？

张仲景在《金匮要略》里，针对这种病有一个方子，叫"半夏厚朴汤"：

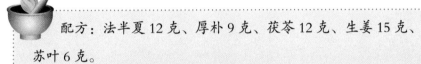

> 配方：法半夏 12 克、厚朴 9 克、茯苓 12 克、生姜 15 克、苏叶 6 克。
>
> 用法：在熬药的时候，把水熬掉一半多一点儿，然后药汁分成四份，白天喝三份，晚上再喝一份。

这个方子里，法半夏可以化痰开结，降逆和胃，把气往下顺；厚朴可以下气除满，以散胸中滞气，可以行气祛湿，二者相伍，共为君药；茯苓能渗湿健脾，助法半夏祛湿化痰；苏叶则芳香宣肺，顺气宽胸，散胸中郁结之气，与厚朴共为臣药；生姜和胃降逆止呕，为佐药。

"半夏厚朴汤"为后世提供了调理梅核气的思路，有这个问题的女性，可以请医生在方子的基础上，增加一些疏肝理气的药物，会取得更好的疗效。

11.很多人的累是心累，很多人的病是情绪病

生气会导致乳腺增生、甲状腺结节、乳腺癌、胃胀胃痛、哮喘、皮肤病等，正所谓"百病生于气"，就连一次不开心，也可能会导致

感冒。

有一位女性在留言中说，一天她正在家休息，接到单位同事打来的电话，因为工作上的事，自己生了一顿气，第二天早上，她一起床就感觉嗓子痛，浑身乏力，她很纳闷，自己怎么莫名其妙就感冒了呢？当天，她正好看到了我的文章，才知道生气也可能引起感冒。

还有女性反映，孩子学习态度不好，她一生气，就把孩子训了一通，结果第二天，孩子就感冒了，鼻窦炎也突然发作了。

还有女性说，她前几天与老公冷战，生闷气，很快就感冒了，隔了一天，老公也感冒了，她一直不明白两个人生病的原因。

这似乎是很多女性身上的一个规律：最开始是情绪极度不好、憋屈、郁闷，很快感冒就接踵而至。还有人因为跟老公吵架，气得发了半个月的烧。所以，很多人的累，是心累；很多人的病，是情绪病。

情绪不良引起的感冒，一般表现为咽喉肿痛、浑身酸痛、无力、头晕、发烧、怕冷。对于这种感冒，单纯吃抗病毒口服液和藿香正气胶囊，不会有太大效果，还需要吃中成药"小柴胡颗粒"。因为这种感冒的原因是肝气郁结，导致气机被遏，正气减弱，身体无法抵抗病毒，所以，服用"小柴胡颗粒"才会明显见效。

"小柴胡颗粒"源自张仲景的小柴胡汤，专门治疗邪气进入到半表半里时，引起少阳枢机不利所产生的郁结。所以，小柴胡汤并不是直接治疗感冒的方子，而是着力于调畅气机，转动身体内的圆圈，打开郁结，治疗感冒，只不过是其中顺带的一个结果而已。

小柴胡汤一共就五味药，柴胡、黄芩、党参、法半夏、炙甘草，此外再加上生姜和大枣。

这个方子里面，柴胡是升的，半夏是降的，炙甘草是守中的，这三味药彼此配合，推动着身体内的圆圈运转，让气能够上下流通。而黄芩是清热的，党参是补虚的，生姜和大枣是调和脾胃的。如果女性出现肝气郁结、心中抑郁、失眠、脾气大、口苦、口干、目眩、忽冷忽热、胃口不好、胸闷、想呕吐的时候，只要其中三条以上的指征符合，就可以用小柴胡汤来调理。

正因如此，小柴胡汤并不限于外感病，在治疗情绪病方面，应用得更为广泛。北京中医药大学已故经方大师刘渡舟老先生，只要得知患者口苦，就会用小柴胡汤，而我一般都是确定三条以上症状时才用。

有朋友曾替自己的母亲向我问诊，她母亲身上总是起疙瘩，似乎是疹子一类的东西，瘙痒难忍，却怎么都治不好。由于她的母亲在外地，我让她拍了舌图发来，最终诊断，老太太是感冒后发的病，此外还伴有口苦、目眩、呕逆等证。我开了小柴胡汤，老人服用后，立刻就不痒了，三服过后，突然变成身体的一半有疙瘩，另外一半没有，我也感到疑惑，便让老人停了药。夜里，我思来想去，后来突然想到《内经》里说："左右者，阴阳之道路也。"看来这是邪气正好发散了一半，处在半阴半阳的状态，应该继续发。想明白以后，就让朋友通知她母亲不要担心，继续服一两服。结果，打通电话后她母亲说："不用服了，已经全部好了。"其实，这是停药后，药力仍然在起作用的缘故。

我的经验是：只要是小柴胡汤证，一般三服药后一定能够看到明显的效果，如果三服没有任何改变，就证明问题应该不在这里，需要另寻思路。

在调理情绪病时，小柴胡汤是我通常用的开路方，因为小柴胡汤力道淳厚，我把它作为劈山开路的方子，有肝胆气机不畅的，我会用三五服小柴胡汤，把患者的身体局面迅速改善，接着用轻剂调理就可以了。那么，我用什么样的轻剂呢？就是四逆散。

四逆散很简单，就四味药：

> 配方：柴胡6克、枳实6克、白芍6克、炙甘草6克。
> 用法：熬水服用。

虽然只有四味药，疗效却很惊人。

这个方子也出自张仲景的《伤寒论》，在我看来，它就是小柴胡汤的轻剂，是它的简化版。所谓"四逆"就是四肢逆冷，即手足冷的意思。其中柴胡上升，枳实下降，通利脾胃，炙甘草守中，加上白芍平肝。所以，当气机逆乱于胸中，寒热错杂严重的时候，我们用小柴胡汤清寒热，同时升降气机，当寒热清除，就可以用四逆散来继续升降气机，做善后调理。

有位女士，最大的问题是月经前容易发脾气，而且感觉很饿，她平时并不是贪吃的人，但是一到月经前，就会饿得不得了。我先给她开了小柴胡汤加味，加了些养血的药物，几服药后，就改为了四逆散加味。一个经期下来，她之前所有的症状都消失了，同时感觉身体状态发生了很大的变化，以前总是无精打采的，现在每天精力充沛，睡眠也非常好。

但药物并不是万能的，对于不良情绪导致的身体疾病，自己调整好情绪，才是根本的解决之道。

12.知道生气不好，但就是忍不住，怎么办

一位女性说，她吃"加味逍遥丸"后，乳腺增生开始好转，但不久前生了一场大气，病情又加重了，所以，真想让自己健康无虞，心态还是重中之重。如果边吃药，边郁闷，则永无治愈之时。

这个道理，人们并非不懂。很多女性对我说，自己知道不良情绪对身体不好，但就是控制不了；也有女性说，生不生气真不是自己能决定的，天生的脾气和性格很难改变；还有女性开玩笑说："罗博士说得真好，但'臣妾'做不到啊！"

为什么道理全都懂，但还是总生气呢？原因在于，90%的情绪都是无意识的，不会受意识和意志力的控制。要掌控情绪，就必须了解情绪酝酿、发展以及失控的过程和原因。

一位网友在留言中讲了这么一件事：有一次，她颈椎不舒服，想叫丈夫帮忙按一按，结果对方不耐烦地说了一句："你不会自己按吗？"这一句话，让她一整天胸口像压着一块巨石。第二天，丈夫帮她拍按了颈椎，她眼泪一下就流了下来，心口上的石头才算被搬走，终于不再觉得堵得慌了。

我们可以借此分析一下，丈夫那句话之所以让她心里难受，不仅是因为没有帮她按颈椎，而是认为自己被冷落和忽视了，心中委屈，这时，她进入了情绪的酝酿期；如果，她由此想到丈夫过去的种种不好——"他总是不关心我，不理解我，不疼爱我"——这

些想法会加重委屈的情绪，让她感觉胸口上的石头越来越沉重，这时，她进入了情绪的发展期，好在第二天，她的丈夫帮她按了颈椎，情绪的发展才算到此为止。试想一下，如果情绪没有停止，衍生出更多的情绪，刺激出更多的胡思乱想，比如："他会不会外面有人了，才对我这样？"一想到这些，她的情绪便会进入失控期，怎么也控制不住了。

从上面的分析和假设中，我们可以看到，情绪逐步升级的原因，是自己的想法，想法会对情绪推波助澜，很多女性在生气的时候，总会说这么一句话："我越想越生气，气死我了。"但至于自己想的是什么，这些想法是否符合事实，就根本不会顾及了。比如，那位妻子认为丈夫不给自己按摩，就是冷落和忽视了她，这个想法符合实际吗？也许当时她丈夫正有事要处理，实在忙不过来，也可能是，他是个球迷，正在看一场激烈的足球赛。这些情况，都需要她有一个客观的认识。如果她的认识不正确，并且任由自己继续想下去，就会认为丈夫一直都不关心她，甚至认为他有了外遇，那么妻子便会怒火中烧，脾气越来越暴躁，结果，很可能反倒让老公远离她、躲着她，真的去另寻他人了。

想法不是情绪，却是情绪的助燃剂。这也告诉女性朋友们，虽然自己不能直接去控制情绪，却可以做到让想法与情绪分离。事实上，我们劝人冷静，其目的就是让正气恼着的人阻断想法与情绪间的无缝连接，让他们想一想，自己的想法是不是出了问题。因为情绪一旦与想法分离，也就失去了爆发的动力。

事实上，每次情绪失控，或不良情绪的产生，都有认知疾病的参与。

在情绪的酝酿期，潜伏着认知上的"比较病"——"别人的老公对老婆体贴入微，我老公连给我按摩颈椎都不愿意"。

在情绪的发展期，煽风点火的是认知上的"应该病"——"我每天忙里忙外，为这个家付出了那么多，老公就应该给我按颈椎，应该好好疼我"。

在情绪的失控期，兴风作浪的是认知上的"受害病"——"我委屈、难受，胸口像压着一块石头，都是老公的错，是他把我害成这样的，我一直都是他的受害者"。

最后，认知上的"嫌弃病"会彻底摧毁人的自尊——"我不够好，我被人嫌弃，我糟透了"。

可以说，所有情绪不好、性格不好、控制不了情绪的人，都有认知上的四种疾病，这些疾病，使得他们在认知与情绪之间开设了直通车，只要遇到类似事件触发，他们就会想都不想，情绪瞬间产生，这是一种机械的、僵化的认知情绪反应模式，也是情绪冲动、难以控制的原因。但如果我们了解了情绪酝酿、发展以及失控的规律，就可以慢慢觉知、觉察，并改变这种模式，虽然做起来比较困难，但只要让自己的认知变得客观、灵活，不再受认知疾病的驱赶，就能够让情绪彻底获得自由。这些年，我一直致力于讲《道德经》，就是希望越来越多的人能够认识自己，提升认知，掌控情绪和命运。

事实上，在这些认知疾病中，都有一个执着的"我"——"我要在与别人的比较中胜出""我应该这个样子才对""我是受害者""天呀，我被人嫌弃了"。而《道德经》则可以让人突破"我执"的牢笼，消除机械的认知情绪反应模式，换一种眼光看待身边的人和事，甚至是整个世界。当认知改变了，情绪就会发生变化，慢慢地，身体和命运也都会发生变化。

我相信有这样的改变存在，更相信，每位女性都能通过自己的努力做到。

第 **5** 章

血郁：不是一种病，
而是一堆病

1.气不顺，血就郁

人一生气，就会影响身体内的圆圈运动，导致气的升降出入出现异常。

气，是推动血液循环的动力，如果肝气郁结，气机不畅，自然无法提供充足的动力，血液也就会循环不畅，最终导致瘀血。这就是我们常说的"气滞血瘀"。

有相当多的女性都有气滞血瘀，情况有轻有重，有些已经引发了疾病。

气滞血瘀最容易导致的疾病，有下面这些：

冠心病

当气滞血瘀出现在心脏中，会导致冠状动脉粥样硬化，血管腔变窄、阻塞，血液运行不畅，以至于心肌缺血、缺氧，甚至坏死。

早期冠心病会出现胸闷、胸疼，即心绞痛，后期则会导致心肌梗死。

中风

当气滞血瘀出现在大脑中，会导致脑部缺血、缺氧，引发脑组织的坏死，具体表现为猝然昏倒、半身不遂，以及语言智力障碍等。

高血压

当瘀血在身体的某个地方造成了阻塞，身体为了让血液通过，就会自己给血液加压，试图冲开阻滞，于是便出现了高血压。

高血压的致病因素很多，瘀血是其中很重要的一个原因。

皮肤类疾病

气滞血瘀会导致神经性皮炎、斑秃以及黄褐斑，还会导致一些顽固性的皮肤病，如慢性荨麻疹、湿疹、皮炎等。

妇科疾病

气滞血瘀会导致女性月经不调、痛经、盆腔炎、输卵管不通、不孕症、子宫外孕、闭经、更年期综合征、流产后腰痛出血、乳腺增生、子宫肌瘤和卵巢囊肿等疾病。

神经系统疾病

失眠、夜游症、癫痫、焦虑症和自主神经功能失调症等神经系统问题，都与气滞血瘀有着密切关系。

肢体疾病

气滞血瘀还会导致下肢无力、手足麻木、血栓性静脉管炎等。

可以说，气滞血瘀引发的不是一种病，而是一堆病，即使是上面列举的这些，也只是其中很少的一部分，因为篇幅有限，绝大多数都没有列出来，而且我相信，还有更多问题没被发现。中医不会像西医那样只针对某种具体的疾病，而是会针对身体气滞血瘀的状态进行调理，只要我们想办法让身体内的圆圈转动起来，让血液顺畅地流动起来，很多疑难杂症就可以被治愈。正因如此，很多人被中医治愈之后询问医生："我得的是什么病？"医生也只能说："你是气滞血瘀。"至于具体的病名却说不出来。有些人因此指责中医不严谨、不科学，其实是他们不了解中医与西医对身体和疾病的理解完全不同。

2.如何诊断自己是不是气滞血瘀

既然气滞血瘀会导致如此多的疾病，那么女性如何在身体刚出现气滞血瘀的苗头时，就将其识别出来，防患于未然呢？

诊断自己是不是气滞血瘀，我们可以根据两大方面：情绪和身体。下面这些情绪和身体发出的信号，大家可以自行对照：

1）易怒。无缘无故地生气、发火，即出现"肝气病"的现象。

2）情绪低落。心情郁闷，遇事想不开，爱钻牛角尖，爱生闷气，眼目昏花，这些都是肝气上逆造成的，说明气不顺畅了。而气不顺畅，很容易导致血不顺畅。

3）性格反常。明明平时是脾气很好的人，有时却毫无缘由地急躁起来。

4）夜梦多。北京中医药大学赵绍琴老先生在治病时，经常用活血凉血之法，但在诊断时却不忘问患者："晚上睡眠梦多吗？"如果患者回答梦多，赵老就会在方子里加上柴胡、黄芩、川楝子三味药来舒肝，赵老的经验是：气滞血瘀的人夜梦比较多。

5）失眠。在我所见到的失眠病例中，基本都是血虚和肝气郁结两大原因所导致，两者必居其一，如果安神养血没有效果，大概率就是肝气郁结了。

6）晚上坐卧不安。一会儿想坐起来，一会儿又想躺下去，很难安静下来，严重的会整晚辗转反侧。

7）原因不明的干呕和呃逆。查不出具体问题，只是一个劲儿干呕和呃逆，这很可能是肝气郁结伤了脾胃，导致胃气上逆的表现，此时如果再有瘀血，病情会比普通的肝气郁结更加顽固，让人出现胃泛酸、呕吐、打嗝等。

8）心脏不适。肝气郁结的女性往往会有心脏方面的种种问题，感觉心跳得厉害、心烦、胸闷，但用归脾丸却没有效果。

9）头痛头昏。肝气郁结的女性头痛头晕的情况很多，这属于肝气瘀滞所带来的反应。

10）长期胸疼。痛起来如针刺一般，而且会固定在某个地方，这是典型的因为气机阻滞而导致的瘀血。

11）睡到天亮时总会出汗。这种情况是瘀血导致体内津液的运行出现了障碍。我曾经治疗过我的一位亲戚，那是一位老年女性，她每天凌晨时候腿部都会大汗如洗，腹股沟处尤其严重。我知道这是肝经循行线路，于是判断她是肝气郁结导致的瘀血，后来用舒肝加活血化瘀的方法，三服药后就不再大汗淋漓。

12）灯笼病。也就是心里热、身外凉，俗称"外寒内热"。这不是外感引起，而是气血运行不畅、阳气闭塞于内、格阴于外导致的，和四逆散证类似。

13）夜晚发热且伴有其他症状。如果总是在晚上身体发热，再加上舌质暗红，或舌有瘀斑、瘀点，脉涩或弦紧，就可以明确诊断是有瘀血了。（见153页，瘀血舌图）

气滞血瘀其实是两种状态的结合：一是肝气郁结，二是瘀血。这二者互为因果，肝气郁结会导致瘀血，而瘀血又会加重肝气郁结的程度。我每天都会看到很多瘀血的舌象，而在引起瘀血的原因中，肝气郁结是一大罪魁祸首。

3.大病专门欺负气滞血瘀的女人

女性要想不得大病、重病，首先要做的，就是不要让身体长期处在气滞血瘀的状态中。如果身体总是气滞血瘀，得病真的只是迟早的事，并且患上冠心病、中风、乳腺增生、乳腺癌和子宫癌的风险将会大幅提高。

所以，疏肝理气是不能等的，多等一天，就让身体增加一分危险；活血化瘀也不能拖，拖一天，经络和血管就多阻塞一点儿。

对于瘀血，一般医生采取的方法是活血化瘀，但对于气滞血瘀而言，比单纯活血化瘀效果更好的，则是调畅气机，同时活血化瘀。

在中医里，有一个方子就是专门调理气滞血瘀的，叫"血府逐瘀汤"，是清朝名医王清任发明的。方子如下：

> 配方：当归9克、生地9克、桃仁12克、红花9克、枳壳6克、赤芍6克、柴胡3克、甘草3克、桔梗5克、川芎5克、牛膝9克。
>
> 用法：将药熬好，然后分成两份，早晚兑入温水，泡脚，一天一服，一天泡两次，每次泡20分钟。晚上泡脚，一定要和入睡时间间隔一个小时以上。工作繁忙之人，晚上泡一次也是可以的。
>
> 罗博士特别叮嘱：泡脚时不要空腹，且孕妇忌用。

这个方子是用桃红四物汤打底。桃红四物汤是由"四物汤"加上桃仁和红花而成，主要作用是养血，特别适合女性。四物汤里有熟地、当归、川芎、芍药，但因为血府逐瘀汤针对的病症往往多郁而化热，有肝火，所以熟地换成了生地，这样就具有了凉血的作用。在王清任的方子里面，桃仁往往备受重用，是用来作为活血化瘀的一员猛将。

　　桃红四物汤也是我经常采用的，一般有瘀血的女性，我往往建议她们用桃红四物汤泡脚，同时服用三七粉，这样活血化瘀的效果会更好。方子里的四物汤能有效养血，同时桃仁、红花负责活血化瘀，这就像是先给河道里面注入河水，然后疏通河道时才能顺利。

　　而在血府逐瘀汤里面，除了桃红四物汤，还有四逆散。其成分是：柴胡、芍药、枳壳、甘草。四逆散的作用，是专门调理肝气郁结导致的气机郁滞。气机郁滞会让身体表里、上下不能调和，阳气郁闭于内，四肢逆冷，虽然这里的四逆和阳气虚弱、四肢冰冷引发的四逆是一个名字，但是病因截然不同。

　　在四逆散这个方子里面，柴胡药性上行，枳壳下行，将气机上下通开，柴胡外散，芍药内敛，将气机内外调畅，所以这是一个调畅气机的方子。而在血府逐瘀汤里面，又加上了桔梗和牛膝两味药，桔梗药性上行，牛膝下降，也是负责调畅上下气机的。

　　血府逐瘀汤的核心是：调畅气机，活血化瘀，养血。将三个调理方向糅合成了一个方子，治疗的症状也更加广泛，只要是肝气郁结，气机瘀滞，同时伴有瘀血的，都可以用此方调理。通常情况下，我会以舌诊为标准，瘀血会产生两种舌象：

　　1）舌边舌尖有瘀斑瘀点。

　　2）舌下静脉粗，颜色发黑，向四周分叉，而正常的舌下静脉是淡淡的蓝色，若隐若现。（见153页，瘀血舌图）

　　除了舌诊之外，瘀血的女性还有如下特征：

　　1）记忆力不好，健忘。

2）口干，但不是口渴，只是咽喉干。

3）皮肤干，皮肤表面有红血丝或者青血丝。

4）脸色晦暗，有黑斑。

5）身体有疼痛的地方，固定不移，晚上重，白天轻。

如果你发现自己有上述特征，又经常感觉憋屈、郁闷、肝气不舒，就可以用这个方子。不过，最好还是去找专业的中医，让他根据你的具体情况进行加减。此方可以口服，也可以用来泡脚。

根据我的经验，有瘀血的女性朋友可以口服三七粉活血化瘀，因为只要有瘀血，活血化瘀这个方向必然是正确的。但是，如果存在明确的肝气不舒、气机郁滞，我还会让她们在口服三七粉的同时，用血府逐瘀汤泡脚几周，借此辅助调理，之后再坚持单独服用三七粉。

由于血府逐瘀汤调理的是肝气郁结和瘀血，所以，它能治疗的疾病也就很广泛，就像麻瑞亭老先生用"下气汤"治百病一样。

4.把瘀血逐出去，让身体好起来

"血府逐瘀汤"能治疗的疾病不胜其数，只要是肝气不舒、气机郁滞导致的瘀血，都可以用它来治疗。比如下面这些最常见也最容易折磨女性的情况：

胸闷、心绞痛

我在公众号上写了关于"血府逐瘀汤"的文章后，很多人向我反馈了使用方子后的效果，她们说自己过去有胸闷胸痛的问题，但服用"血府逐瘀汤"后，疼痛真的消失了。

一位网友说自己总感觉胸部疼痛，也吃过丹参滴丸，虽然能稍微缓解，但效果并不明显。后来她又感觉后背疼，吃了一些单纯活血化瘀的药，疼痛依然不减。一天她从公众号上看到了"血府逐瘀汤"的文章后，吃了两天效果就非常明显，服用一周后，所有疼痛都消失了。

还有一位女性朋友告诉我，她舌质颜色暗，平日里经常生气，两肋胀痛，吃过"加味逍遥丸"却不管用。后来看了我的文章，知道自己有肝气郁结导致的瘀血，便同时服用血府逐瘀丸，一个星期后，两肋就不再疼痛了。

中医里有句话，叫"通则不痛，痛则不通"。胸闷、心慌和心绞痛等往往是因为气滞血瘀，气血不能正常通过心脏而造成的，而血府逐瘀汤既调畅气机，又活血化瘀，当气血被疏通之后，疼痛自然就无影无踪了。

在用血府逐瘀汤调理胸胁部疾病的时候，不仅是肝气郁结引起的瘀血，其他原因引起的气滞血瘀也都可以应用。有时候，气滞血瘀是因为一些不良体位导致的，比如经常倾斜躺着，会压迫到经络，从而出现问题。有位女性朋友在睡觉时，不小心压到了一个小枕头，睡到半夜她感觉后背有点儿痛，早上起床后疼痛加剧，连呼吸都会觉得疼痛，只有用手按住胸口才能好受些。后来，她去药店买了"血府逐瘀丸"，口服后只用了半小时，症状就逐渐消失了，两天后完全恢复。

除了冠心病的心绞痛之外，只要是气滞血瘀导致的肺心病、胸膜炎、肋软骨炎、胸部外伤、肋间神经痛等病症，都可以用血府逐瘀汤治疗。

头部疾病

很多女性只要一头疼，就会产生很多不好的联想，赶紧跑去医院用各种仪器检查个遍，但是却没意识到，这或许是气滞血瘀在作怪。临床中，"血府逐瘀汤"对于气滞血瘀引起的神经性头痛、高血压、脑动脉硬化性头痛、三叉神经痛、外伤性头痛、脑震荡后遗症头痛、偏头痛、癫痫、颅脑创伤等头部疾患，甚至眩晕，效果都很不错。

有中医总结，遇到以下情况，可以考虑使用此方：

1）头部有外伤史者。

2）尝试过多种方法，却依然无法治愈头疼。

3）头部固定位置疼痛。

4）头痛剧烈，好像刀割、针刺一般，并伴有恶心、呕吐。

5）头痛却没有明显表证、里热证、气虚痰饮等。

6）头痛时间很长，或者是持续性疼痛，或者是疼一阵、不疼一阵。

我有一位女性朋友，被头疼折磨了足足 20 年。最开始，她每次月经前会头痛，后来发展到月经后也头痛，而且痛的时候会上吐下泻，令她痛不欲生。她中药、西药吃了无数，都一直无济于事，后来服用了"血府逐瘀丸"，效果非常明显，感觉重获新生。

妇科疾病

很多女性朋友都对我发过这样的感慨："妇科疾病简直是阴魂不散，不是犯了炎症，就是月经不调，而且常常是这个问题刚见好，那个问题就开始出现，没完没了。"

几乎所有女性都被妇科疾病困扰过，而妇科疾病之所以顽固，一个很重要的原因在于，很多女性体内气滞血瘀的状况一直没有改善。

俗话说，女怕伤肝，男怕伤肾。

女性受肝气郁结的影响最大，而肝经循行经过女性生殖系统，所以气滞血瘀的情况在女性身上反映得最明显，可谓是妇科的重灾区。

比如，对于女性不孕症患者，经期少腹及腰部疼痛，月经量少，色紫黑夹块，胸闷不舒，胁肋及乳房胀痛，再配合舌紫暗、有瘀斑、脉沉涩等症状，就可以判断为肝气不舒引起的气滞血瘀，应用血府逐瘀汤加味调理，效果会很不错。

另外，对于痛经的患者，如果在情绪不佳、急躁的同时，还有月经时腹痛难忍、血量少、色紫黑有块、下腹按有痛感、舌质颜色暗淡或者青紫、脉沉迟等症状，就可以判断为气滞血瘀。这时可以用血府逐瘀汤调理，调畅气机，活血化瘀，通经止痛，一旦经通，疼痛自己就会不见了。

女性如果有月经不调、痛经、盆腔炎、输卵管不通、不孕症、子宫外孕、闭经、更年期综合征、流产后腰痛出血、乳腺增生症等疾病，出现了肝气不舒的症状，同时还有瘀血指征者，那么就可以使用血府逐瘀汤进行调理，也可以阶段性地使用，调畅气机，活血化瘀，先将身体的局面打开，再去调理其他方面，效果也能更好更快。

黄褐斑

一说起黄褐斑，很多女性都会皱起眉头，因为这已经成了她们的一块心病。各种祛斑霜、祛斑仪器用了无数，黄褐斑却依然如故。女人都爱美，黄褐斑无疑是个残忍又顽强的美丽摧毁者。

有位女士在我的公众号上留言，说自己脸上原先有大片的黄褐斑，脸色也黑得不行，她按照我告诉的方法，自己判断是气滞血瘀，并且特意按照血府逐瘀汤的方子去药店抓了药材煎服，吃到第二服的时候，她脸上的状况就开始好转了，黄褐斑大幅消退，几个月后，见到她的人都很惊讶："你用了什么方法，斑怎么好得这么快？"

女性长黄褐斑的病因，可能有肾精亏虚、血虚、脾虚湿盛等多种原因，但是肝气郁结和瘀血，却是两项很重要的病因。对于气滞血瘀导致的黄褐斑，血府逐瘀汤的治疗效果非常明显。

中医认为，肺主皮毛，而肝气郁结之人，会出现肝火犯肺的情况，当肺出了问题，皮毛自然也会出现问题。而病程既久，肝失疏泄，局部皮肤自然瘀滞，这样就出现了瘀血。所以，血府逐瘀汤对于神经性皮炎、斑秃，以及慢性荨麻疹、湿疹等，都有很好的疗效。

失眠等神经系统疾病

在我接触的失眠女性中，肝气郁结和血虚的比例占绝大多数。肝气郁结很容易导致瘀血，由此引发的失眠一般比较顽固，常伴有情绪抑郁、头痛头晕、多梦、口干、记忆力差，同时舌质暗淡。这时，如果只用疏肝理气的药效果会不甚理想，而用血府逐瘀汤则立竿见影。

不仅如此，血府逐瘀汤还能治疗焦虑症、夜游症、癫痫、自主神经功能失调症等神经系统疾病。

肢体疾病

一位粉丝给我来信，说血府逐瘀丸治好了她20多年的腰疼。原来，她当年在上高中的时候闪过腰，自己贴了一个星期的膏药，感觉没什么事了。可是从那以后，一到要阴天下雨或天气转冷之前，她就会腰疼，她自嘲地说："比天气预报都准。"

后来，她发展到月经期也会腰疼，不过疼得不算厉害，所以20多年来也没太关注。可就在前不久，她在榻榻米上睡了两个月，腰疼突然加剧了，最严重的时候，早上连床都起不来。她忍了很久也没有好转，于是去了医院，被诊断为腰肌劳损，那之后电疗、针灸、拔罐、按摩全都试过，腰也确实不疼了。她以为彻底痊愈了，可入秋时节她的腰又开始疼了，买来的电疗器和热帖也只能暂时缓解，无法持久见效。

后来，她看了介绍血府逐瘀汤的文章后，马上按照文章观察了自己舌头下的静脉，发现不仅很粗，还有许多分叉。于是开始吃血府逐瘀丸，吃了三四袋，腰就不疼了，舌下静脉也明显变细。唯一令她尴尬的是经常会放屁，不过在又坚持吃了几袋后，这种情况就消失了，皮肤也变得光滑水嫩了，不仅是脸，全身都是如此，比去任何高档美容院护理都有效。

的确，对于气滞血瘀导致的肢体疾病，血府逐瘀汤有着很好的效果。

这么多年来，我见过的被血府逐瘀汤成功治疗的女性，可谓不计其数，所以说中医的经典方剂，真的对症了，效果是非常明显的。有女性朋友反映自己服用之后，不仅治好了长期的失眠和侧卧时半身麻木的症状，同时也治好了她的乳房胀痛和乳腺增生，整个人变得精力充沛，状态年轻了不止十岁。还有人长期严重背痛，求医问药好几年都没有效果，最后用血府逐瘀汤熬中药泡脚，不仅彻底治好了背痛，也顺带治好了失眠。

不过，在这里我还是要特别叮嘱一句，此方孕妇忌用。

5.高血压有两个金箍咒：瘀血和不良情绪

周星驰的《大话西游》里，有一个著名的桥段：观音菩萨要给孙悟空戴上金箍，在戴金箍之前，观音菩萨警告孙悟空，说戴上这个金箍以后，你就不再是一个凡人，那么凡间的这些情欲你就不能沾惹半点儿，一旦动了情欲之心，这金箍就会收紧，让你痛苦不堪。孙悟空当时毫不在意，说自己绝不会动情动念，于是戴上金箍，一路保着唐僧取经。后来，紫霞仙子将死之时，孙悟空情难自抑，悲伤万分，金箍果然立刻收紧，让他痛得无法动弹。

之所以说到这个故事，是因为有一天，我在思考高血压的问题时，突然觉得高血压和金箍有很多相似之处，比如，高血压患者也不能大喜大悲，不然马上就会头疼欲裂。现实中，很多高血压患者会头晕、头胀、头疼，有的会感到剧痛，真的如同孙悟空被施了紧箍咒，疼得恨不得满地打滚。

高血压是怎么来的？当你的生活习惯发生改变时，你过的不再是正常的生活，而是各种加压加码，你的生气、焦虑、紧张、想不通和放不下，也都会郁结在心中，导致气血瘀滞，肝阳化火、上攻，于是你会发现自己的眼睛发红、口干口苦、头晕、头胀、头疼。情绪不好、焦虑、紧张、压力大都会导致肝阳上亢，而这就是高血压的一个重要致病因素。

西医研究也证明了，长期处在焦虑、沮丧和愤怒中的人，容易患高血压。所以无论中医西医，都承认了不良情绪是患高血压的一个重要因素。

很多女性情绪不好，爱着急，也爱钻牛角尖，越是这样的人，越容易得高血压。我们可以观察一下身边的老人，会发现患高血压的老人，往往都是性格非常要强的、爱较劲的、爱操心的；那些心态平和的、不多虑、性情随和的人，血压往往没什么问题。有的老人平时身体状况就不是很好，如果再突然暴怒，就很容易会出现血压飙升，甚至引发心脏问题、脑中风等危险状况。所以，一个情绪不好的人是很容易得高血压的，电影里那种一激动就马上头疼欲裂的情景，现实中确实广泛存在。

　　高血压另外一个致病因素是瘀血。当身体某个地方出现瘀血时，血管阻滞，血液无法按照正常的流量通过，这时，身体内部的修复力就会自动调节血液中的压力，以便冲开阻滞，于是血压就升高了。这是瘀阻导致高血压的一个重要机理。

　　高血压究竟应该怎么调理？中医的办法是打通阻滞。很多朋友跟我说，他们患有高血压，但奇怪的是，只要一喝酒，血压第二天就降下来了。原因就在于喝酒能使血管张开，暂时消除了阻滞，但这并不是长久之计。还有人说，他们在运动以后，血压也会降下来，这是因为运动使得他们的血管张开，血液循环加快了。通过这些现象，我们知道只要血脉通畅，血压就会降下来。

　　我母亲曾经患有高血压，有时候会莫名其妙地一下子升到200，最高达到过210，人会突然眩晕，身体出现各种不适。有一次我回家的时候，发现她血压特别高，我心里非常难受，这时候，我想起母亲之前得过慢性肾炎，当时我在研究慢性肾炎的时候，就发现很多得了这个病的患者都会血压升高。

　　西医认为，血压升高会损害肾脏，所以要吃降压药减轻肾脏的负担，但降压药并不是什么时候都能见效。我记得当年我母亲得肾病的时候，吃降压药就不见效。为什么会这样呢？我特意学习了赵绍琴老先生治肾病的方法，赵老认为，肾病是肾经瘀阻，有湿热在里面，所以才会堵。我们身体的血液要不断地流经肾脏，然后肾脏把里边的废物过滤出来，这是肾脏的功能。但肾脏郁堵了，血液流经的速度就慢了，过滤的效率就低了，这一点身体是非常清楚的，于是它就自己加压，力图迅速通过这个地方，让更多的血液得到过滤。这就像一个橡皮管里流着水，你把橡皮管的头捏住一点儿，会发现，整个橡皮管开始膨胀起来了，因为你把通道堵住了，里边的压力就大了。

基于此，当时我就让母亲停了降压药，转用赵绍琴老先生活血通络的方子，坚持下来后，血压果然慢慢下降，后来随着肾病情况的好转，血压最终恢复到了正常水平。

后来过了好多年，我母亲突然血压又高了，吃什么药也不见效，医生也束手无策。这时候我回家了，我很清楚母亲得过肾病，所以马上又开了活血通络的方子，一服药以后，我母亲的血压就开始下降了，用了大概两三服药之后，血压就完全恢复了正常。

其实，不止肾脏瘀阻会导致高血压，身体其他部位，比如各种经络、四肢百骸、五脏六腑也都容易出现瘀阻，这种瘀阻如果你没发现，同样会导致血压升高。

现在很多老人都有高血压，因为随着年龄的增加，人的血液流通状态会下降，人年龄越大，瘀血的情况越多，也就是说，人的衰老和瘀血增加，是成正比的，这是自然规律。即使在健康人群里，随着年龄的增加，瘀血也会不断增加，连血压的标准值也会跟着一点点往上提。不过即使如此，老年人瘀血太多，导致血压超出正常值，也很容易出现问题。

所以，我建议老年人应该长期服用活血化瘀的药，女性们也可以用这个方式为家中的老人保健，中西药皆可，只要保持经络流通顺畅，身体就不会无缘无故地加压，高血压的情况也就不会随便出现了。西医通常会建议老年人经常服用低剂量的阿司匹林，而中医则建议经常服用一点儿三七粉。现在很多人管三七粉、丹参粉、西洋参粉叫"老年三宝"，如果能够小剂量地定时服用，长期坚持，就能够消除瘀血，让气血通畅，血压正常。

6.治疗中风的妙方：补阳还五汤

清朝著名中医王清任不仅创立了"血府逐瘀汤"，还发明了很多活血化瘀的奇方，"补阳还五汤"就是其中之一。

王清任特别重视瘀血，他几乎毕生都在论述瘀血。王清任认为，当人正气不足的时候，体内的气无力推动血液循行，就容易导致人体产生瘀血，所以，补阳还五汤是补气同时活血化瘀的方子。其中最关键的药是黄芪，黄芪可以补气，推动血液运行，然后再配合其他活血的方子，发挥奇效。正因如此，有的老人干脆用补阳还五汤泡水当茶喝，一边补气，一边活血化瘀，这对于气虚导致的瘀血非常有效。我本人也经常用这方子来煮水。

补阳还五汤能治疗什么疾病呢？答案是中风。

中风是一种很可怕的疾病，很多人谈之色变。中风会让人半身不遂、口眼歪斜、说话绊嘴、嘴角流口水、小便频繁或者遗尿失禁等，让生活质量大大降低。

中风，实际上就是脑血管疾病，西医称为脑梗死、脑出血，此病常常与高血压有关，也与瘀血有着紧密的联系，证型比较多，其中气虚瘀血证比较多见。补阳还五汤针对气虚瘀血型的脑中风很有效果。

配方：黄芪（生）120克、当归（尾）6克、赤芍6克，地龙、川芎、桃仁、红花各3克。

用法：熬水，服用。

罗博士特别叮嘱：一般用的时候生黄芪是从30克开始逐渐加量。如果气虚，同时又有瘀血的人，可以泡水喝或者熬药泡脚。

为什么要叫补阳还五汤？说起来也有典故。王清任认为，人的正气是十份的，但是这十份随着不断消耗，后来只剩五份了，这时候，因为正气太少，无力推动气血运行，就会出现瘀血，让血液堵塞在那里，如果堵塞在了头部，就是脑中风，会导致口眼歪斜、半身不遂等中风的后遗症。这时候怎么办？在王清任看来，既然正气少了五份，就要把那五份补上，所以叫"还五"。等气足了以后，再稍微加点儿活血化瘀的药，协助把瘀血通开，那么中风症状慢慢就能好转了。正因如此，他创的方子取名补阳还五汤。这个"补阳"实际上是补气；而还五，就是补上被消耗的五份元气。

这个方子的结构非常有特点，王清任将生黄芪用到了足足120克，这个用量是很大胆的。他认为，唯有120克才能真的见效。此外还配合了当归尾，也就是当归的尾部。为什么偏要用尾部？因为整个当归虽然都是补血的，但是在补血的基础上，三部分却各有侧重。当归头可以止血补血；当归身主要用来补血；当归尾不但养血，而且能活血、破血，所以如果要活血化瘀，就要买当归尾，老字号的大药店这方面配备比较齐全。

方子里的赤芍6克，具有活血通络的作用；地龙，也就是蚯蚓，具有息风通络、凉血的作用。我曾见过家人用地龙治疗痔疮，痔疮就是一种瘀血，人直立行走以后，臀部盆腔回流，静脉回流不畅的话，会导致静脉丛膨大，出现痔疮。

川芎跟当归尾配合起来，用来活血通络，桃仁和红花同样也是活血化瘀的，它们分工合作，桃仁负责化有形之瘀血，红花负责化无形的、分散的瘀血。这几味药，地龙、川芎、红花、桃仁都是各3克。这也是这个方子非常有意思的一个地方，活血化瘀的药分量非常少，剂量都是3克、6克的样子，而唯有黄芪分量独大，用到了120克之多，可见王清任的想法很独特，主要注重补气，认为把正气补足了，稍微再一通，身体就可以自行恢复了，他为补气活血通络提供了一个思路。

一个人会有瘀血，成因有很多，不能一概而论。比如肝气郁结导致的瘀血，就要疏理肝气，同时活血化瘀；有的人因为血亏产生了瘀血，可以用桃红四物汤养血通络；还有受寒导致瘀血的，这时要温阳通络；而气虚导致的瘀血，经典方子就是补阳还五汤。

补阳还五汤，在治疗意外脑中风方面效果卓著，具体运用时，可以请专业中医进行加减。但是有一点我要格外提醒，那就是大家一定要学会识别，尤其对于脑出血的患者要慎重使用，务必请医生来开方，不要自己乱用。这方子虽然对脑梗死效果明显，但绝对不能忽视的是，无论是脑出血还是脑梗死，都分为两种：一种是气虚导致的，还有一种是热导致的，也就像朱丹溪讲的有痰、有火、肝火导致的。我们应该怎么区分呢？可以参照舌象区分：当舌质是红色的、舌苔黄腻的时候，这个方子千万不要用，那等于火上浇油；当舌头颜色很淡，舌体胖大，边上有齿痕，上边唾液很多，同时伴有其他气虚的症状，比如疲乏无力、困倦不堪、无精打采等气虚症状的时候，再看一下舌下的静脉，如果静脉变粗了，舌上还有瘀斑等瘀血的症状，这时候，就可以补气通络。

我在老家沈阳认识了一位老先生，他的老母亲非常高寿。有一次，他很神秘地说，要把老母亲的长寿秘方告诉我，还说老人就是一直用那个秘方泡水喝，身体才能这么好。我当然十分期待，可等他把秘方认认真真抄下来给我时，我一看就乐了，这秘方就是补阳还五汤。当然，老人家用的方子没有将生黄芪用到 120 克，根据我朋友描述的"抓一把"，我估算大概是 30 克到 50 克，不过剩下的药材都是按原分量来的。他说他母亲用这个长年泡茶喝，我觉得这很有可能，因为老年人一定是气虚的，所以是可以补气的，同时稍微加点儿活血通络的药，气血运行正常了，就很容易实现长寿。

7.瘀血导致的月经不调，可以喝这道靓汤

很多女性都喜欢煲汤，觉得养生，但是，汤虽好喝，却并非道道都能起到养生效果。现在，我就告诉女性朋友们一道能真正有效的靓汤。如果你有瘀血导致的月经不调、痛经，就可以采取这道汤作为食疗，这就是"益母草龙眼鸡丝汤"。

其中益母草味苦、辛，性微寒，归肝、心包、膀胱经，能活血调经，祛瘀通经，可以治疗血瘀导致的痛经、经闭等，此外，还能治产后恶露不尽，是妇科经产病很重要的一味药。

汤里面的龙眼肉，其性温，味甘，归心、脾经，有补益心脾、养血安神的功效，既不滋腻，也不壅滞，可以治疗气血不足、心悸怔

忡、健忘失眠、血虚萎黄，是滋补良药，中医温病学家王孟英的养血名方玉灵膏，就是以龙眼肉制成的。

益母草与龙眼肉配伍煲汤，兼具了活血、养血的功效，对血瘀经痛的女士们来说，是非常有效的食疗方法。具体做法如下：

首先，要准备的食材有：龙眼肉9克、益母草3克、枸杞子9克、大枣6枚、鸡胸肉100克。

把所有的药材清洗、浸泡一小会儿。

鸡胸肉清洗干净，切丝或切小块。

烧开水，鸡胸肉下锅焯水，除去浮沫和腥味后捞出。

把泡好的大枣掰开。

继续用隔水炖的方法，把所有的药材倒进锅里，放上隔帘。

再把鸡胸肉倒进锅里，添入适量的水。

选择快炖模式，定时煲一个半小时即可。如果直接用砂锅煲汤，大火烧开后用文火慢炖一个半小时就好。

时间一到，用一点点食盐调味，就可以享用了。

第6章

火郁:
不上火，就不容易生病

1.想法一多，人就上火

"上火"是身体最容易出现的问题之一，正是因为我们时时被"上火"困扰，才会有商家借此大打广告："怕上火，就喝×××！"

上火的原因有很多，但肝气郁结、积热化火，却是其中最重要的原因之一，正如朱丹溪所说："气有余便是火。"

女性是爱上火的主要人群，而很多女性身体里的火，都来自心理，具体说，是来自内心太多的想法。女性们不知不觉中，就会把自己定位为"超人"，我们都说人的欲望是无止境的，其实，人对自己的要求也是无止境的。想想看，你是不是也常会这么想：我得在事业上有所作为，女人还是得靠自己；家里我也不能不管，把整个家扔给老公，我可不放心；我得健身，还得美容，我要比同龄人年轻10岁……这些想法不断在心中碰撞、摩擦，耗费着女性的精力和身体，当女性发现这些目标不能兼顾时，难免失望、烦恼、焦虑、进退维谷，很快，肝气郁结就来了，情绪中的火，真的转化成了身体中的火。

曾经有记者问马伊琍："你是如何平衡家庭和事业的？"马伊琍毫不犹豫地说："没法平衡，所谓的平衡，其实就是牺牲自己。"女明星尚且如此无奈，何况每日与柴米油盐相伴的平常人家。

追求完美的女人往往很累，很纠结，也很容易上火，因为她们内心的冲突太激烈了，如果不能及时化解，就会让身体陷入危险之中。

上火会给女性带来怎样的伤害？上火首先会伤及脾胃，中医叫"肝木横逆克脾土"，脾胃受伤虚弱之后，就会引发便秘、胃酸、胃痛等消化系统疾病。

其次，上火会伤害到肺，中医叫肝火犯肺，并引发呼吸系统和皮肤方面的疾病。

另外，肝火在女性身体中炙烤，还会引发阴亏。肾阴一旦不足，各种肾经相关的疾病也会出现，其中包括三叉神经痛、偏头痛、面瘫、慢性咽炎、牙龈肿痛、咽喉肿痛、皮肤问题等，这时吃清热解毒的药，往往收效甚微，甚至干脆无效，因为这些"上火"症状的根本原因在于肾精不足。此时补足肾精，火也就自然降下来了。

所以，女性朋友一旦出现上火，各种身体问题就会纷至沓来，如果没有从源头掐断疾病的来源，只头疼医头、脚疼医脚，疾病的治疗过程就会像玩"打地鼠"一样，此消彼长，层出不穷，难以根除。

2.肝火犯胃，胃胀胃痛怎么调理

肝气郁结，积热化火，很容易导致肝火犯胃。有位女性朋友告诉我，她在哺乳期受了婆婆的气，开始时是胸口堵得慌，接着是胃痛，吃不下饭，一下子瘦了十几斤。还有一位女性说，每次自己与丈夫吵完架后，就会感觉胃疼。此外还有一位丈夫无奈地倾诉，说他的妻子到了更年期后，经常无缘无故发火、生气，觉得活着没有什么意思，后来，不仅她自己患上了胃溃疡，这位丈夫也患上了胃病。

所以，调理胃病，我们也需要从情绪、压力和肝气郁结这三方面入手。

如果感到胃痛，可以用中成药"三九胃泰"。之所以推荐它，是因为使用方便，在药店里几乎都可以买到。如果实在不方便去医院，就可以用这个药缓解症状。它主要含有三丫苦、九里香、两面针、广木香、云苓、白芍、生地、丹参等药物。而"三九胃泰"的名字，就是用中药三丫苦、九里香的第一个字，故名"三九"。在这个方子里面，三丫苦属于地方药物，在两广、海南、云南都有，在广东的凉茶里也经常出现，这味药性味苦寒，清热解毒，祛风除湿，对于因为饮食不洁引起的湿热效果较好。

九里香也是一味南方药，主要作用是行气止痛，活血散瘀。这味药的止痛作用比较好，可以广泛地应用在各类疼痛的治疗中。两面针相信我们大家都很熟悉，著名的两面针牙膏就是用的这个药物，它具有活血化瘀、除湿散邪的作用。而广木香温中和胃，理气化瘀，行气止痛。云苓利水渗湿，健脾和胃。

这个方子尤其可圈可点之处，就是用了白芍。胃痛往往都有肝气郁结、肝火犯胃的原因，此时，柔肝敛肝就显得非常重要，而白芍养血柔肝，缓急止痛，正好可以担当此任。

而方子里的生地凉血清热，养胃生津。丹参活血化瘀，凉血消痈（yōng）。

这个方子，考虑到了中医辨证属"肝郁、脾虚、湿热、夹瘀"等引起的胃病，比较全面，除了受寒之外，其他问题基本上做到了一网打尽，因此效果也是值得称道的。

有人或许会问："一种药要针对这么多的证型，这不是'漫山围堵'吗？"

其实，很多疾病的原因，都是互为因果的，尤其像胃这种每天担负起进食重任，同时又很容易受情绪影响的器官，肝郁、脾虚、湿热、瘀血会像连环套一样，互为因果。偶尔吃一次不洁食物，虽然只是触动了一个雷区，但是却会引发连环爆炸，如果只考虑一个孤立的环节，往往是难以解决问题的。所以，经典方子之所以是经典，是有其精妙之处的。

三九胃泰适用于下列症状：上腹隐痛、饱胀、泛酸、恶心、呕吐、纳减、心口嘈杂感等及浅表性胃炎、糜烂性胃炎、萎缩性胃炎等慢性胃炎。事实上，只要是感觉胃不舒服，再排除了受寒的因素，就可以用"三九胃泰"来控制局面。

前些天一位朋友很着急地打来电话，说自己要出差，现在人已经在机场，但出门前大概吃得不太舒服，胃开始难受了。按照他以往的经验，只要这样难受下去，就会胃肠道紊乱，出现胃肠炎、胃痛、腹痛、腹泻甚至是发烧，曾经，他因为病情非常严重还去过医院急诊。他问我应该怎么办，因为出差在即，所以格外担心。我让他在机场药店赶紧买了盒三九胃泰喝下去，事后他告诉我，服药后最多也就是20分钟，他就好受多了，尤其是胃不再疼了，最终得以顺利出差。这就是中成药的好处，在问题出现的第一阶段，就可以找出苗头，及时干预。

还有很多女性一生气，就上火，一上火，就会出现胁痛、呕吐、反胃、胃酸、胃胀气、嗳气多，或便秘或拉肚子的情况，这时，她们的舌质发红（见153页，"肝火犯胃"舌图），这是有热的指征，原因就在于肝火太旺，灼伤了胃阴。

调理这类女性时，需要双管齐下，一方面养胃阴，一方面柔肝木，两者结合，即叶天士提出的"养胃平肝法"。我根据他的思路，总结出了一个方子，叫"疏肝养胃泡茶方"：

配方：太子参6克、怀山药9克、生地6克、北沙参6克、麦冬6克、石斛6克、玉竹6克、香附6克、郁金6克、佛手6克、木香6克、白芍9克、木瓜6克、甘草6克，粳米一把。

用法：熬水，代茶饮。

这个方子里用的都是性质平和的药，如果女性诊断自己舌质发红，舌苔很薄甚至没有舌苔，舌头像镜面般光滑，同时口干舌燥，容易饿，但是吃点儿东西就胃胀、胃痛，不敢吃硬的食物，喜欢吃凉润的食物，人越来越消瘦，这就是肝火犯胃。一般喝两三天"疏肝养胃泡茶方"，就基本可以恢复。

有位女士因为心情不好，导致胃胀、胃痛、不断打嗝，难受到无法忍受，她自己吃胃药不管用，推拿也只是短暂见效，很快又开始痛。她去看了西医，医生按照溃疡病进行治疗，开了控制胃酸和调节胃动力的药，服用后稍微有些效果，但总是时好时坏，不能痊愈。找到我后，我看她舌质暗红，不是淡白的舌象，于是判断她是肝火伤到了胃阴，就推荐了"疏肝养胃泡茶方"，饮用当天，疼痛就有了减轻，第二天就彻底不疼了。

3.什么叫"木火刑金"，如何避免这样的火刑

很多年前，北京301医院请我去做讲座，向他们的西医医生介绍中医理念，反响出人意料地好。讲座结束后，很多医生朋友纷纷与我

联络，表示非常愿意以后再找机会多进行交流。

那天我讲的内容，在中医里叫"木火刑金"。什么意思呢？中医五行认为，肝属木，肺属金，肝火太大，就会让肺如同遭受火刑一样炙烤、煎熬，痛苦万分，并引发呼吸系统和皮肤方面的疾病。当然，我没有对他们直接使用这样的中医术语，而是把术语翻译成了："情绪紊乱，会影响呼吸系统的正常运行。"

山东电视台有位制片人，是位工作非常认真的女性，她曾经为我拍摄过节目。一年夏天，她告诉我，她患了严重的咳嗽和哮喘，整个夏天都很痛苦，看了很多中医，效果却都不好，而西医推荐的喷剂，用上后确实可以马上缓解，但是也只能起效一时，几个小时以后就无效了，她希望我帮忙给调理一下。

当时，我根据她叙述的情况，在电话里开了一个宣肺止咳的小方子，她服用以后，咳嗽和哮喘明显减轻了，但几天后又复发了。因为没有见面，所以我也不知道她的实际情况如何，于是建议她在山东找医生调理。她找到了山东著名中医张灿玾老先生，张老是国家评定的首批国医大师，是我们搞临床和文献的老前辈，据说她给张老先看了我的方子，张老很欣赏，问她这是谁开的方子？多大年龄？她回答是北京的一位博士，四十多岁，张老夸奖说这个方子开得很不错，并指出方子还可以稍微调整。然后张老也开出了自己的方子，她在服用张老的方子后，见效了几天，但是之后奇怪的事发生了，几天后居然再次复发。正好那时她在北京进行采访，哮喘已经使她无法工作，她便来找了我。

见面的时候，她把张老的方子给我看了，方子非常精到，令人佩服。我看到她的哮喘真的很严重，几乎每次呼吸都很困难，伴随着明显的哮鸣音，于是诊脉，诊得的脉象是肝气郁结。可是，我问她所有肝气郁结的症状，她却都没有，这让我很困惑，因为这意味着我只有一个脉象能作为依据。我分析，很可能现在很多人工作压力大，自己已经习以为常了，所以并不觉得郁闷，症状也不明显。

我犹豫了一会儿，到底是调理这个病，还是调理这个人？后来，我看着张灿玾大师的方子想，张老治疗咳嗽和哮喘的方子已经无人能出其右，非常精到了，因此我也不必在这上面费心思，她的情况很可能是"木火刑金"。于是，我就开了疏理肝气的"解郁汤"，让她回去熬水泡脚。

过了几天，我收到她的短信："罗老师，这个药真神，我从周二开始用的，到今天已经泡了四服了，从周二开始就没再咳嗽吐痰哮喘，今天已经安然度过四天了，好幸福啊，真的好感激您，我下午再去抓三服，争取一鼓作气把邪气驱干净！再次感谢。"这样的效果，让我都大吃一惊。我很担心她的哮喘在冬天容易复发，所以过了些日子，打电话问她情况，她回答说，从用药起到几天后停药，咳嗽和哮喘都没有发作过，这个病居然就这么在几天时间内，彻底消失了。

现在疑难杂症越来越多，但根据我的观察，我所见到的疑难杂症，百分之七八十都与情绪不佳、肝气郁结、积热化火相关，而原因不外乎工作压力大、人际关系紧张和家庭不和睦等。所以，女性患病之后，除了积极就医外，还要慢慢调整认知，改变看事情的角度，否则，即使得到了一个很好的方子，治愈了这次身体的疾病，心态没有改变，很可能过几个月又出现了另外的疾病，这样反复折腾，何时是个尽头？

4. "木火刑金"导致的皮肤病，
要釜底抽薪，熄灭肝火

　　女性都非常在意自己的皮肤，做 SPA、涂护肤霜，处处周到小心，然而，皮肤病却依然格外"眷顾"女性。很多女性得了皮肤病，比如湿疹，都是因为情绪不佳，肝气郁结，导致木火刑金。

　　为什么木火刑金会引起皮肤病呢？因为"肺主皮毛"。

　　我认识一位女律师，是个地地道道的女强人，再难的案子她都能找到突破口，唯独对自己的皮肤没辙。每年夏天，她手上的皮肤只要被阳光一晒，拇指和食指立刻就开始脱皮，然后变得粗糙无比，像树皮一样。然而律师需要东奔西走，在夏天不出门，是绝对不可能的。之前，她治疗这个毛病已经有几年时间了，中西医都看了，没有什么明显的效果。我见到她之后，觉得这与肝气郁结有关。因为律师是对抗性很强的职业，不是输就是赢，压力很大，虽然这位女律师总能胜出，但是压力很可能会在身体里面积少成多，并潜藏下来，造成了肝气郁结，也正因此，才会看了几年病都没有好转。

　　我建议她用疏理肝气的药物泡手和脚，每天坚持，结果没过多久，她手上的皮肤就恢复正常了。为了检验是否真的好了，她还特意去晒太阳，以前只要一晒立刻就会犯病，结果这次怎么晒都没有问题，是真正的治愈了。

　　我见过一些孩子和女性在手腕、肘部、脚腕、膝盖等处，出现了严重的湿疹，以至于皮肤层层叠叠，粗糙如树皮。因为患病的部位集中在四肢的弯曲部位，俗称"四弯风"。

大家如果就单纯地按照湿疹去调理这种疾病，恐怕效果不会理想，找到我的人，其实也都是经过中西医治疗无数却没有效果的人。我觉得，这个病和情绪不佳、肝火太大有关。因为肝火会犯肺，而肺主皮毛，肝气太大就会引起皮肤的疾病。那么，为何异常偏偏出现在关节部位的皮肤那里呢？因为肝主筋，而骨与骨的连接处为筋，所以，这类疾病多发在关节处，调理时，需要釜底抽薪，让肝火熄灭。

有一位女性在留言中说，她与公公婆婆住在一起，虽然她与丈夫不吵架，但公公婆婆却经常吵架，弄得家里鸡犬不宁，她很无奈，一直担心自己憋出病来。但谁知她自己还没有得病，孩子却患上了"四弯风"。

还有一位母亲脾气急躁，爱唠叨，孩子压力很大，三岁多就肝火犯肺，患上了"四弯风"。

对于这种病，一般习惯性认为是血热生风，有湿热之毒蕴积于身体，所以导致皮肤出现湿疹。因此，多数的传统治疗方法是凉血解毒，疏风散邪。

对于传统的治疗方法，我不予评价，因为有的确实有效，有的则效果不佳。但我自己观察到的是，找我看这种病的人，多数舌头是尖尖的，即肝气郁结的舌型，这让我把情绪不佳和他们的皮肤问题联系了起来，开始寻找他们情绪方面的问题，结果发现，肝气郁结的指征，在这些患者中普遍存在。于是用疏肝理气的方法进行调理，病情很快就能得到改善和治愈。

有位女性朋友找到我，说她皮肤有湿疹，主要在脖子、两肘部、手腕、臀部、膝盖部。我看她的舌象，是肝气郁结，问她起病之前的情绪，她说是家庭关系的问题，主要是婆媳关系，让她整天气闷，难以疏解，几乎到了要崩溃的地步，整夜失眠，口苦头晕。

于是，我就用小柴胡汤，加上一点儿疏肝理气的药物，结果她的皮损以肉眼可见的速度消失了。

除了女性，孩子也会受到这种病的侵扰。有一对父母找到我，他们的孩子2岁2个月，正在断奶期，却已经患湿疹很久了。每天从夜里12点到凌晨3点抓挠得尤其厉害，吃了北京某医院开出的清热解毒的中药，结果睡觉更加不好了，翻来滚去，哭闹不休。而且孩子平时脾气就很大，容易急躁，下眼袋大，而且发青。我从家长的叙述中感觉到，孩子的问题多出现在肝经，之所以夜里12点到凌晨3点挠得厉害，是因为这个时候正是肝胆经当令。同时孩子脾气急躁，这是肝气郁结所导致的。于是，我就从消食导滞、滋养肝阴、补益脾胃三个方面进行调理。这相当于为治疗湿疹做好先头工作，中医叫"开路方"，我的药方如下：

配方：生麦芽6克、焦三仙6克、炒鸡内金6克、炒莱菔子3克、白芍6克、山萸肉6克、桂枝3克、白术6克、茯苓6克、怀山药6克、炒薏米6克、炙甘草6克。

用法：煎服。

这里面除了白芍，其余药几乎都是食品级的，熬水代茶饮。根据孩子的接受程度饮用即可。

用后，家长的反馈是："手腕、脚踝浮肿减轻，挠痒减少，结痂面积缩小，晚上睡眠比以前挠得轻点儿，口中的水减少。"

接着，孩子感冒了一次，我知道这是因为正气充足，身体对此有所反应，要排除邪气。所以让家长正常治疗感冒即可，用小儿柴桂退热口服液，排邪外出。

在孩子感冒痊愈后，我开始给孩子开了疏肝理气的方子：

配方：柴胡6克、黄芩6克、党参6克、焦三仙各6克、炒鸡内金6克、陈皮6克、法半夏3克、竹茹3克、枳壳3克、白芍6克、白术6克、茯苓9克、怀山药6克、炒薏米6克、连翘6克、炙甘草6克。

用法：热水泡脚。

到了这个时候，我和家长聊到了他们的压力问题。很多人认为，家长上火是因为孩子生病了，家长出于担心，才导致他们肝气郁结，但我所观察到的，多数原因是父母两人都很紧张，感觉压力大，即他们本身就肝气郁结，肝火犯肺，才会导致孩子身体出现问题。

果不其然，孩子的父亲说，他自己也有皮肤问题，并且给我看了他拍摄的自己身上的照片。我一看照片，也是典型的肝气郁结、肝火犯肺引起的皮肤问题，而且表现在双手上。于是，我介绍了疏肝理气的方子给他。孩子母亲虽然皮肤没有明显不适，但也是焦虑型的性格，所以，我认为只有他们全家都改善情绪，调整气氛，才能给孩子真正创造一个利于恢复的环境。

结果，从那以后，这个孩子的调理日日向好，家长反映孩子睡眠状态好了很多，不再哭闹，经过一个多月的调理，皮肤改善了很多。

后来有一天，孩子的父亲突然问我："罗老师，孩子手上的粗糙皮肤要多久才能恢复到正常状态？"

听到他的话，我心里"咯噔"了一下，因为他提出这个问题，说明他的焦虑依旧存在。其实，只要看到了向好的变化，就说明调理方向对头，此时，要相信孩子的身体，相信大自然的力量。如果此时仍然在计算痊愈的时间，说明内心仍然急迫，说明焦虑并没有调整过来，而这些焦虑，对孩子的恢复是有害无益的。

所以，调心之路是很漫长的，如果我们能够改变认知，淡化对疾病的焦虑，则对疾病的恢复会有所裨益。

5.上火引起的口腔溃疡，可以喝"三豆乌梅汤"

口腔溃疡听起来不是什么大毛病，但是却会让人痛苦不堪，吃饭喝水甚至说话都疼。而且，口腔溃疡通常是一波未平一波又起，这里的刚要下去，那里的又冒了出来。

经常有女性朋友问我："得了口腔溃疡怎么办呢？这个病真的很痛苦。"

口腔溃疡，也叫"口舌生疮"，其实多数不是真的生疮了，而是溃疡了。这些溃疡出现在口腔内部和舌头表面，不但令人难受，还会引起各种感染。西医认为，口腔溃疡是多种因素综合作用的结果，与局部创伤、精神紧张、激素水平改变、维生素或微量元素缺乏，以及自主神经功能紊乱症等均有关。

中医认为，口腔溃疡的原因有内、外两种。外因主要是燥、火两邪，伤及津液，口疮于是就发作了。内因主要是因为平日里焦虑、紧张、心烦失眠，郁结的情绪化成了火，尤其是心火过盛，上炎熏灼口舌，导致了口腔溃疡。另外，部分阳虚患者，脾肾阳亏，也会引起口腔溃疡，这是寒证，我们今天只讨论比较多见的热证。

对于热证的口腔溃疡，应该怎么调理呢？我推荐外用和内服两个方子，外用的是同仁堂的八味锡类散，可以晚上用棉签，蘸着锡类散，涂抹到患处，当时或许会比较痛，但需要忍耐一下，因为夜里才是真正的治疗时刻。而白天也要频频涂抹，这样能够保持药效。内服的方子是"三豆乌梅汤"：

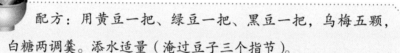

　　配方：用黄豆一把、绿豆一把、黑豆一把，乌梅五颗，白糖两调羹。添水适量（淹过豆子三个指节）。
　　用法：熬水，熬两个小时以上，然后放温，把这个豆沙水当作饮料喝。

黑豆分为两种，一种是黑皮黄色瓤的，一种是黑皮绿色瓤的，最好选用绿色瓤的。

乌梅去药店买即可，如果没有乌梅，仅仅用三种豆子，熬水喝也是可以的。要想效果更好，建议加上乌梅和白糖。

这个方子里面，黑豆补肾，有收敛浮游之火，黄豆补脾，能运化中气，绿豆清热，可以去除相火。乌梅与白糖，酸甘化阴，滋生津液。

这个方子我用过很多次，效果明显。前些天我回家，发现母亲口腔溃疡，已经持续半个月了，起因似乎是因为生活琐事上了火，她自己用了一些清热解毒的药物，还涂抹了蜂胶，吃 B 族维生素，都没有效果。每到吃饭的时候，都痛苦不堪。

我对母亲说，别人的情况我不了解，可能调理的时候要多加分析一下，但您的情况我相当了解，一天就可以搞定。

然后，我就去买了这三种豆子，给母亲熬水喝，同时使用锡类散。第二天，母亲的症状就变轻了。我又去买了乌梅，加了白糖，熬了新的汤让母亲接着喝。又过了一夜，吃早饭的时候我问她感觉如何，母亲说："已经感觉不到疼痛了。"

6.上火咽喉痛，到底该怎么办

有很多女性患有慢性咽炎，总是有上火的感觉，咽喉发热，需要不时地清嗓子。这个病很麻烦，用了清热解毒的牛黄上清丸等，当时似乎有些见效，但几天后通常又会复发。为何这个"火"总清不掉？到底该如何正确调理呢？

其实，"上火"就是身体出现了某种热证，让人咽喉不爽，有炎症，或者皮肤起疙瘩，或者口舌生疮，有口气，再或者尿黄等。

而"上火"的原因就太多了，各种气血的瘀滞，功能的不畅，都会导致上火。有些人见到美食就不能自制，暴饮暴食，于是脾胃运化不开，蕴积于脾胃，导致了"上火"。又比如，有的人情绪不好，导致气机郁结，圆圈运动失灵，也会上火，这是心肝之火，会出现眼红、口舌生疮等。

以上的情况，都是"实火"，是真实存在的有余之火，必须要清除，前者可以服用保和丸，后者可以服用牛黄上清丸。

还有的实火，是外邪带来的，比如热性的传染病，会导致实火，这时可以喝点儿凉茶。现在很多人把凉茶当作可以随便饮用的饮料，但其实，古人发明凉茶也是有所针对的，并不适合于所有上火。

与"实火"对应的，是一种虚火，起因是身体因为缺少了滋润物质，导致了上火。这种虚火与情绪紧张、焦虑、夜不能寐也有很大关系，这种情况下，不能急着清除火，而是要采取滋补的方式。

中医认为，人体内，阴阳两种物质相辅相成，必须平衡，如果其中一方缺少，则另一方就会显得太多，但实际上也不是真的多，只是与亏空的那一方相比，相对显得多而已。比如，如果阴缺乏，阳就会显得有余，这种有余，看着就跟有"火"类似，这就是"虚火"。

"虚火"不要去清除，而且清也清不干净，因为它本身只是显得有余而已，其实却是不足的。所以，此时最好的方法，是把"阴"的一方补足，这样就可以使得阴阳平衡，那么，也就没有虚火出现了。

现代人体格不足，消耗又多，因此，很多人都是正气不足的，尤其是阴精亏虚的人很多。所以，有虚火的人也不计其数，这个时候，大家如果着重于清火，则会出现越清越麻烦的情况。

而虚火与实火，有时候又互相夹杂，所以判断起来比较麻烦，这工作只有专业中医在四诊合参的情况下，进行认真判断，才能分清。就我的经验，现在虚火导致的上火占绝大多数，而真正的实火，并没有想象得那么多，实火一清就去，而虚火，却往往会被长期误判。

比如慢性咽炎，有很多女性嗓子不爽，总是清嗓子，而且很干燥，即使有痰，也很黏稠，长期使用清热解毒的药物效果不佳。这样的女性，多数是肾精亏虚导致的虚火上炎，古人管这叫龙雷之火上奔，这种火是清不掉的，而滋阴填精，则会立竿见影。

这方面可借鉴的方子有很多，比如明代张景岳的"镇阴煎"，而同样是明代的陈士铎，用的方子比如"收火汤"、"引火汤"等，也都非常有效，往往药到病除。下面，我介绍一下治疗咽喉病的收火汤：

配方：熟地90克、山萸肉30克、茯苓15克、肉桂9克。

用法：水煎一碗，放温服用，一般服用一两剂即可。

咽喉突然发生的肿痛，多是肾精不足引起的，在中医里面，肾经的循行会上挟咽喉，因此，肾精亏虚一个最明显的反应，就是咽喉容易出问题，所以，这个方子用熟地和山萸肉滋补肾精，再用肉桂引火归元，一服药基本就会治愈。而我们调理慢性咽炎时，不必如此着急，可以把分量减少：

配方：熟地30克、山萸肉12克、茯苓9克、肉桂3克。

用法：煎40分钟，服用。

罗博士特别叮嘱：这种症状，舌质一定是红的，这也是一个重要的判断标准。一般服用不必超过三服。孕妇忌服。

有一位女性因为情绪方面的问题，加上受了寒，还偏偏碰上了月经第一天，晚上人在郁闷中入睡，结果第二天醒来，嗓子就开始疼痛，说话都费劲。她的第一反应是扁桃体发炎了，要是在过去，她肯定会去医院输液消炎。但那天刚下过雪，风也很大，她怕冷不想出门。到了天快黑的时候，嗓子越来越疼，脸开始发烫，身上也发热，家里只有她和十几岁的孩子，该怎么办呢？她突然想到了我介绍的"收火汤"，赶紧抄下方子，让孩子到附近药店抓了三服药。一剂药喝下去后，喉咙肿痛就好了很多，嗓子也能发出声音，两天后就痊愈了。

7.上火引起的偏头痛，用"引火汤"药到病除

一天，我的一位好友突然求助，说家里的一位中年女性亲属犯了偏头痛，左边头很痛，痛得耳朵都一跳一跳的，头皮也是麻的，她以前也有这种情况，但这回特别厉害。

她去医院做了脑彩超和脑CT，都没有检查出问题来。我看她的舌象，舌质稍微有些暗红，舌苔比较薄（见下页图），我判断是肾精不足，而且偏向于肾阴亏虚导致的虚火上浮，这种情况下就会出现头痛、牙痛、咽喉肿痛、三叉神经痛、口腔溃疡等问题。

我建议她服用"引火汤"：

配方：熟地90克、巴戟天15克、茯苓15克、麦冬15克、五味子6克。

用法：煎40分钟，服用。

这个方子的思路是滋补肾精肾阴，将上炎的虚火引领、收敛回来。在中医里，这叫"引火归原"或"引火归源"，是一种非常特殊的治疗方法。中医认为，肾脏是阴阳合体的脏器，肾水与命门之火共处一脏，两者如果保持平衡，则身体正常，但如果不平衡，则容易导致虚火上炎，

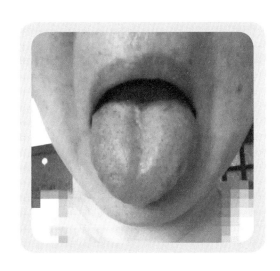

此时，需要滋补肾水，将火引下来，身体也就能恢复常态了。

这个方子里面，最主要的药物是熟地。根据我的经验，在滋补肾精方面，熟地是最值得推荐的一味药，它的作用没有其他的药物可以替代。著名的六味地黄丸中，分量最重的药物就是熟地。朋友家的那位亲戚服用"引火汤"之后，头很快就不痛了，可以说是药到病除。

很多女性给我留言说，自己的三叉神经痛，吃了一服"引火汤"后神经就不跳了，三服痊愈，效果堪称神奇。还有女性说，她原本以为自己的偏头痛是家族遗传的，治不好，没想到两服引火汤后，牙疼、偏头痛、耳鸣等症状都消失了，而且皮肤也湿润起来，不再像过去那样干燥了。

一位粉丝给我来信，说引火汤治好了她妈妈20多年的中耳炎。之前他妈妈每次中耳炎发作，都是吃各种抗生素加上止疼药，需要进行至少一周的治疗。然而，反复地用药导致中耳炎的发作越来越频繁，治疗疗程也越来越长，有时候能长达20天。即使受尽痛苦，后来一只耳朵也完全失聪了，她妈妈很怕另一只耳朵也会听力丧失。

这位粉丝后来发现，妈妈每次中耳炎发作，都会伴随着各种上火。半边脸都是烫的，她判断，这是虚火上炎引起的。于是当中耳炎再次发病时，她就果断给妈妈用了"引火汤"，结果三服药后中耳炎就好了。

引火汤能够治疗虚火上炎引发的很多疾病，诸如咽喉痛、牙疼、三叉神经痛、面瘫、上热下寒、麦粒肿等。

麦粒肿，又叫睑腺炎，俗称针眼。有位女性朋友经常出现针眼，有一年的春天格外严重，眼睛红肿，下眼睑肿大的部位出现了脓点。她用了很多方法，比如用消炎药滴眼睛、口服中药清热解毒、耳尖点刺放血、手指中指用红绳勒紧等，都毫无效果。最后只好去医院的眼科求助，眼科医生说必须手术，这个治疗方法把她吓坏了，考虑半天，似乎没有别的办法，只能答应下来。但其实所谓"手术"，就是刺破患处排脓，然后上药。结果，手术后当时看似好转了，第二天，她的眼睛再次出现了"白点"，又和之前一样了。

这样折腾了好久，她苦不堪言，于是向我询问。最开始，我也觉得是春天火大，于是，就开了一个药效更大的清热解毒方，蒲公英用到了 60 克。可患者第二天告诉我，另外一只没有问题的眼睛，也开始有了肿痛的感觉。

我立刻发觉自己的思路错了，惭愧不已，马上请她发来舌图仔细观察。结果，发现她依然是肾精不足引起的虚火上炎。于是用了"引火汤"加减，方子是：

配方：熟地 90 克、山萸肉 15 克、巴戟天 9 克、茯苓 15 克、天门冬 9 克、麦冬 9 克、五味子 6 克、肉桂 3 克。

用法：煎服。

这个方子参考了陈士铎的书，他比较看重巴戟天，认为不必用肉桂，可以用巴戟天来替代，所以原方没有肉桂，但是我觉得熟地和肉桂的搭配作用更为独到，所以一直减轻巴戟天的分量，同时用上肉桂。此外又加上了山茱肉，配合熟地，滋补肝肾之精。

结果，这位患者当晚服用，第二天起床，眼睛症状就好转大半。再用两天，终于彻底痊愈。

8.引火归元，治疗面瘫

说起面瘫，很多人都会联想到口眼歪斜的样子。不仅自己身体痛苦，带来生活不便，也严重影响了美观。

面瘫的主要症状和特点如下：

1）发病急，少有自己能感觉到的症状，所以有"昨夜完好，今晨得病"的说法。

2）有问题的一侧口角下垂，没有问题的健康一侧面部向上歪斜，不能紧闭口唇，不能鼓腮、吹气，饮水时会漏水，给生活带来极大不便。

3）睑裂扩大，上下睑不能闭合，结膜外露，用力紧闭时眼球转向外上方。

4）无端流泪。

5）前额皱纹消失，不能蹙眉。

6）做听觉检查，会发现大多数都出现了低音性过敏或听觉增强。

面瘫也叫面神经麻痹，俗称口眼歪斜，指单纯性的一侧面部肌肉瘫痪。在引起面瘫的原因中，有一个重要原因，就是情绪不佳，肝气郁结，导致肝火上炎，这种内火加上外寒，就会引发这种疾病。我曾经见过一个年轻女孩，在和男友分手后，男友仍然纠缠不休，女孩长期经受精神折磨，肝气郁结，结果一天起床后突然就面瘫了。这种情况，患者通常近期有容易发火、脾气暴躁的特点。

除了肝火上炎之外，面瘫还有一个原因就是肾精不足，导致龙雷之火上奔。前几天，一位经济领域的老专家找到我，说自己前几天突然患了面瘫，在一家西医医院已经住院一周，治疗没有明显的效果，咨询我该怎么办。这是一位我非常尊敬的老专家，相识多年，之前我在北京时经常和他见面，我也很想帮到他。

对于面瘫的治疗，中医一般是用针灸的方法，效果会非常好。中药会用牵正散等方剂，用疏风通络驱邪等思路。这次这位老专家找到我，我原本也是推荐他出院后赶快去中医院针灸。但我随即又想到，外邪入侵他的身体，说明他一定是正气不足的。我请他把舌图通过微信发送过来，我看了一下，果然，他是明显的肾精不足。

肾精不足的人，舌质暗红，上热下寒，在一些特殊的季节，比如春天，上热会非常重，会有虚火上奔，使得头面部出现各种问题。于是我建议他服用"引火汤"，滋补肾精，把火往下引，改变体内的状态，让外邪的生存环境逆转。

他服用三天以后，给我来了微信，说觉得效果很好，面部歪的部分都已经正过来了，还稍微有点儿不够彻底，于是我建议他继续服用三服，再请针灸医生帮助疏通经络，很快，就传来了他痊愈的好消息。

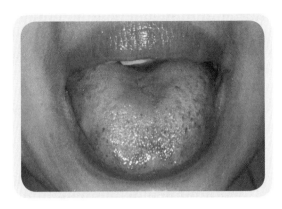

舌边舌尖有黑色的瘀斑瘀点

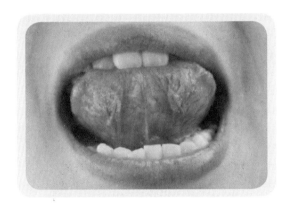

舌下静脉又黑又粗，而且分叉

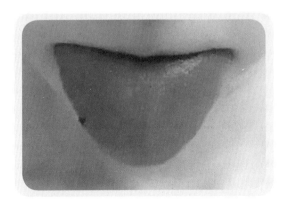

"肝火犯胃"导致胃阴不足的女性舌象，
舌形尖，舌质红，舌苔薄或者无苔

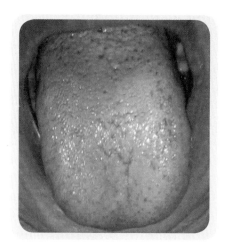

痰湿的舌象

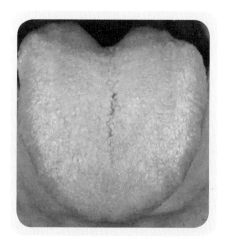

痰热的舌象

9.满脸痤疮，该怎么调理

　　女性对于自己的皮肤问题，往往是比较头疼的。经常有女性患者长期服用清热解毒的中药，可是皮肤问题却不见好转，最终变成顽疾。很多皮肤问题，比如某些湿疹、痤疮，甚至一些带状疱疹、神经性皮炎等病，有可能是由一个未被关注的原因——肾精不足，龙雷之火外泄导致的。

　　曾经有一位朋友，带着孩子大老远地跑到海南找我，孩子上大学了，但是满脸痤疮，影响了美观。他服用过很多清热解毒的中药，都毫无效果，这让家长非常困惑。问我："这种病很多都是热毒壅滞导致的，但这个孩子吃过很多解毒药物，为什么都无效呢？"我看了他的舌头，发现淡嫩，证明肾精不足，就建议他用引火汤，结果几服药就见效了。

　　对于体内郁热而产生的痤疮或"粉刺"，还可以采用下面的叩刺拔罐的方法来调理。可以选取这些穴位：

肺俞穴

　　在背部，当第 3 胸椎棘突下，后正中线旁开 1.5 寸。

胃俞穴

在背部，当第 12 胸椎棘突下，后正中线旁开 1.5 寸。

膈俞穴

在背部，当第 7 胸椎棘突下，后正中线旁开 1.5 寸。

肝俞穴

在背部，当第 9 胸椎棘突下，后正中线旁开 1.5 寸。

操作方法：

用碘伏在相应穴位消毒后，用梅花针叩刺皮肤，以局部皮肤潮红为度，再用经过消毒处理的火罐或气罐进行吸拔，留罐 5 到 10 分钟，拔罐出血量以 3 到 5 毫升为宜。取下罐子后，擦干血迹，刺血处用消毒干棉球擦拭干净。

注意：放血后 24 小时内伤口避免沾水，肺俞和胃俞是一组，肝俞和膈俞是一组，两组交替采用，3 天操作 1 次，10 次为一疗程，女性应避开经期。

拔火罐可以排出身体毒素，调节内分泌，增强免疫力。但这也只是来自外界的辅助力量。对于总因为"上火"而长痤疮的女性，

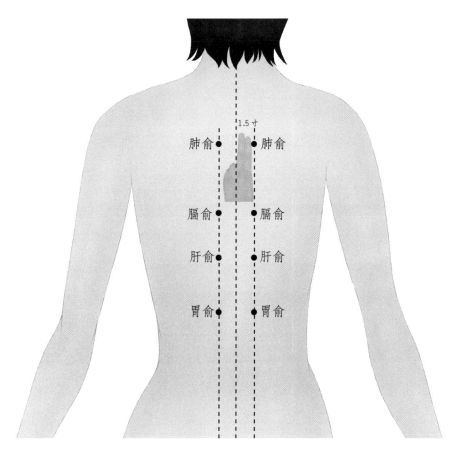

1.5寸

肺俞　●　●　肺俞

膈俞　●　●　膈俞

肝俞　●　●　肝俞

胃俞　●　●　胃俞

肺俞穴、胃俞穴、膈俞穴、肝俞穴

除了饮食清淡之外，还需要保持良好的情绪，不焦虑、不急躁、不生闷气。

10.经常上火的女性，可以喝"生熟地龙骨汤"

肾精亏虚，经常虚火上炎的女性，可以用一个食疗方法，这也是广东人经常用的、粤菜馆里常见的靓汤——"生熟地龙骨汤"。这个汤能够滋肾阴降虚火，同时，对阴虚津伤导致的便秘，也有很好的疗效。做法如下：

1）准备好用料：猪龙骨（就是猪脊骨）带肉的500克、熟地30克、生地20克、蜜枣3个、干龙眼3个（剥皮）、生姜5片、盐少许。

2）先将生姜去皮，将切下的生姜皮和猪龙骨放在开水里面煮一下，捞出。生姜皮扔掉。

3）将熟地和生地先煲半个小时，然后放入猪龙骨、生姜片、蜜枣一起煲，最好煲一个小时左右。

4）在快要关火之前十分钟左右，放入龙眼肉（也可以不放）。

5）放入少许盐，调味至自己喜欢的程度。

这道靓汤特别适合肾精不足和肾阴不足的女性，尤其是在春天的时候，如果感觉自己燥热、心烦，或皮肤出现了各种问题，一周可以煲此汤两次，对身体大有助益。

吃素的女性，可以单独用熟地煲汤，放点儿莲藕和山药，同样能起到很好的滋补作用。

第 **7** 章

湿郁：
身体中的水牢

1.湿郁会导致哪些疾病

科学界一直有种说法，认为人类起源于海洋。毋庸置疑的是，人和水的关系天生密不可分。尤其是女人，都说是水做的，水对女人的重要意义可见一斑。水占人体重的 50%~70%，血液的 80% 是水；水是维持生命的最基本的营养素，是构成机体的重要原料，也是各种物质的溶剂；水在体内直接参与物质代谢、输送氧气和各种物质的作用；此外，还起到调节体温、滋润器官等重要功能。所以，水在我们健康中的地位相当重要，如果水出现了问题，身体必然会状况百出。

水会出现哪些问题呢？

简单说，水过多与过少，都会引发问题。身体缺水的危害比较好理解，但水一旦多了、郁结了，造成了湿郁，同样也会产生危害。

有人也许会说："体内水多了，那我少喝水不就行了吗？"

道理并非如此简单，中医认为，湿郁是气的升降出入——即身体内的圆圈运动——出现了问题，导致运化水液的系统出了问题，比如脾阳不足、肾阳不足等。如果没有这些问题，多出来的水是能够被身体自己排出去的，而一旦有了这些问题，就会导致水排泄不出去，即使少喝水，也同样会出现水多的情况。比如一个人出现了水肿，是自身的系统出了问题，如果用控制喝水的办法，喝得太少或者干脆不喝，不仅水肿不会有所减少，生命反而会陷入危险。

可以说，这些郁结在体内的水湿，仿佛是一个不流通的水牢，一池死水，不进不出，无法正常运转，人困在其中，必然不会舒服。我见过很多水湿重的患者，喝水倒是很少，可是体内的水湿依然严重，就是因为这个原理。

现在人体内水湿重的情况很多，读博士时，我们课题组拍摄了几千幅舌图，一天，我在看这些舌图时，猛地发现：怎么水湿重的人这么多？所占比例大到让人吃惊。

水湿重会导致哪些疾病呢？

首先会影响脾胃，出现恶心、呕吐、胸闷、胃胀和腹泻等症状。

湿困脾土，脾失运化，会导致月经不调，或行经不畅，或经前腹痛，或闭经，不孕不育，以及带下病等。

湿气进入关节，会导致关节肿胀疼痛。

湿气太重，还会引发皮肤病，比如湿疹、脚气和下肢溃疡等。

有些女性说早上起来眼睛肿，尤其是眼袋，像装了半个圣女果，这也是水湿重导致的。

还有些人心中感觉不适，一站起来就感觉眩晕、心慌、胸闷、呼吸沉重，原因也是湿气遮挡了心脏。

有中医说："千寒易除，一湿难去。"湿郁之所以难以祛除，在于它总是与其他东西纠缠在一起。比如与寒纠缠，叫寒湿；与热纠缠，叫湿热；与风纠缠，叫风湿；与痰纠缠，叫痰湿。痰湿是一种非常可怕的身体状态，后面我们会详细介绍。

总之，在看病的过程中，我发现很多怪病都与水湿有关，这时，只要通过祛湿利水的方法调理，很快就会治愈。

还记得麻瑞亭老先生的"下气汤"吗？身体内气的圆圈运动失灵，肝气郁结，就会导致脾气无法上升，水排不出去，而"下气汤"主要有两大作用，一是用茯苓祛湿健脾，二是用炒杭芍疏肝理气，将身体内的圆圈转动起来，把水湿排出去，也就是把疾病排了出去。

2.水湿太重，心脏不舒服，
用"苓桂术甘汤"化解

很多女性或许会很奇怪："水湿真有那么大的危害吗？"下面我们讲述的这个症候，就是由严重的水湿导致的，我管这种情况叫"乌云蔽日"。

大家可以想象这样一个情景：雾气越来越重，最后居然遮蔽了太阳，导致天空一片阴暗。长此以往，世间各种生灵又会怎样呢？

在我们的身体中，太阳就是心脏，如果水湿严重，遮蔽了太阳，就会影响心脏的运行。此时会出现什么症状呢？张仲景对此进行了描述。

首先是"起则头眩"，就是一站起来，头就晕。患这种病的人很多都会有眩晕的感觉。因为在正常的身体内，清阳之气是上升的，浊阴之气是下降的，这样头脑才能保持清醒，而此时水寒之浊气上逆，逼迫清阳之气下降，清浊逆乱，头怎么可能不晕？我曾经遇到过很多人，一站起来就晕得分不清东南西北，只觉得天旋地转，但是却查不出什么原因，连核磁共振都做了，还是病因不明。其实，从中医的角度看，这种眩晕的原因很简单，是水湿蒙蔽住了心阳。

其次是"心下逆满"，感觉上腹部气机痞满，或者心脏附近满闷，不舒服，出现心悸等情况。很多人去医院检查出了心脏病，但既不知道是怎么得的，也总是无法治好。我就见过很多这样的患者，尤其是老年人更为明显，他们本来心阳就弱，火力不足，此时如果水湿上泛，蒙蔽心阳，心脏就会出现种种问题，这种情况下，如果用活血化瘀、扩张血管的方法，效果一定不会太好。

第三是"气上冲胸"，这是一种让人心中憋闷的感觉，严重的人，会明显觉得有股气从腹中升起，直冲胸中，更多的人是觉得胸中憋闷。这时，由于水湿太盛，气机不降，所以还会引发肺经方面的问题，比如咳嗽、气喘、夜不能卧等，老人出现这种情况的比例很高。

记得有一年冬天，一位阿姨找到我，说她心脏不好，已经做过很多检查了，也经常去医院打吊瓶，活血化瘀的丹参、红花等静脉点滴都打遍了，有时能好转一点儿，有时则完全无效。她整天笼罩在心脏病的阴影中，总觉得心中憋闷、乱跳，时时头晕，躺下以后憋闷更厉害，呼吸都变粗了，这让她很不安，担心自己随时会发生危险。

我一看她的舌头，是一个典型的胖大舌，舌体很大，同时边上有齿痕，这是水湿重、气虚的表现，同时，舌头上满是透明的唾液，这也是水湿重的舌象。有些水湿重的人脸上还会长黑色的"水斑"，一般长在额、颊、鼻柱、唇周等处。

对于这种疾病，调理的思路不是活血化瘀，而是祛湿，同时要振奋阳气。可以用张仲景的"苓桂术甘汤"：

配方：茯苓 12 克、桂枝 9 克、白术 6 克、炙甘草 6 克。
用法：煎服。

茯苓是祛湿的，桂枝是振奋心阳的，水湿去掉了以后，空出来的阵地谁来占领呢？张仲景用白术来镇守，同时还用炙甘草镇守中焦。这个方子简单直接，阵法分明，令人叹服。

如果说水湿会导致"乌云蔽日"，苓桂术甘汤就是张仲景采用的"拨云见日法"。当水湿遮蔽住心阳的时候，会导致心、肺、脾胃等系统都出现问题，张仲景用拨云见日的思路把湿气化去，使得太阳重新出现，阳光明媚，身体自然恢复常态。那位阿姨在服用了几服以后，憋闷感消失，不再觉得呼吸费力，整个人松快了很多，后来又加入一点儿养心的药物，症状基本都消失了。

3.祛水湿的良方：五苓散

每个学习中医的人，都会有开错方子的时候，我自己也有过，这样的经历让人难以忘记。

很多年前，我还在医学院学习中医的时候，一次在一家中医门诊遇到一位妇女，她来自农村，患了一种奇怪的病，总是口渴，想喝水。据她丈夫说，她每天要抱着暖瓶不断地喝，喝了很多的水，但是仍然口渴。她也去了很多医院检查，吃了很多药，都没有效果。当时我和同事们一起给她诊了脉，之后很自信地得出结论：口渴就是津液大亏了，一定是阴虚，要滋阴！

结果给她开出了三服滋阴的方子。几天后，她又回来了，说我开的药基本没有什么效果，她还是口渴，喝的水也不见少。当时，我觉得可能是药力还不够，于是，又开了三服滋阴的方子。结果，还是没有效果。

这下我傻眼了，觉得这病没有那么简单，顿时感觉束手无策，后来听说她要去北京看望孩子，就告诉她，到北京找名医再诊断一下。

这件事，在我的脑中一直放了这么多年，让我非常愧疚。愧疚于自己在还没有什么把握的时候，就随便开出了方子，耽误了病人，我想，我要是现在再遇到这位患者，一定要向人家鞠躬道歉。

后来，我读书读得多了，知道这种情况并不是阴虚，而是体内的水湿太重了。水湿蓄积在膀胱，导致气化不利，以至于整个疏布水液的系统出了问题，而身体还处于缺水的状态，此时是局部水很多，但是另外的部分缺水，因此会口渴，但是喝的水会很快尿出。

这个时候，要用张仲景利水的五苓散。

这样的患者，后来我又遇到了几例，让我觉得安慰的是，这几次都判断无误。比如，有位中年妇女总是口渴，不断喝水，小便很多，她戏称自己是"直肠子，喝了就尿"，每天要喝两暖瓶的水，但还是渴。她曾经怀疑自己脑部有肿瘤，但经过检查证明没有。

我看到这位女性的时候，有种昨日重现的感觉，似乎自己曾经遇到的那一幕又出现了，我暗下决心，这次不能再犯错了。于是我仔细观察，发现这位妇女的舌苔是厚腻的一层，满布于整个舌体，而且舌苔上面还都是唾液。这种舌象，就是体内水湿重的表现。

我开了五苓散加味，三服药以后，这位妇女喝水量开始减少，后来又加服了几服，基本恢复了正常。这样的康复速度，让所有的人都大吃一惊。

还有一位老婆婆，带着她的儿媳妇向我求诊，儿媳也是这样的毛病，每天不断地喝水，同时还身上怕冷，穿的衣服要比别人多好几层，舌象也是白苔满布，我也是用了五苓散加味，几服药就基本痊愈。

还有一些患者，每年在一个固定的时期一定会低烧，最后经过分析，发现也是水蓄膀胱，气化不利，我给他们用了五苓散，结果也都迅速痊愈了。

五苓散就五味药：

配方：猪苓9克、泽泻12克、白术9克、茯苓9克、桂枝6克。

用法：煎服。

大家可以看到，里面有三味药，和之前讲过的苓桂术甘汤一样，其中茯苓祛湿，白术补脾，桂枝温阳化气。同时，张仲景还增加了猪苓、泽泻两味药，泻膀胱经和肾经的水湿，这意味着，当我们确定水湿的问题主要集中出现在膀胱时，就可以用五苓散，它的用药部位更加集中，这叫中医的靶向治疗。

在我的经验中，很多怪病都是因为水湿太重引起的，因此用五苓散就可以治愈。曾有医生用五苓散治疗假性近视和癫痫，而我也曾用五苓散治疗耳鸣，当初患者因为耳鸣找到我，我看她舌苔满布，明显是有水湿，于是决定先去水湿，再酌情调理。我给她开了五苓散加味，几服药以后，耳鸣消失。这个案例也让我再次领悟到：无论患的是什么病，我们只需要看是什么引起的这种病，如果是水湿引起的，我们就去除水湿，然后身体自动就会恢复。

4.去除脾胃湿气的圣药：平胃散

有一次我出差刚回来，一位好朋友就急匆匆地来找我，说自己腹泻一个多月了，每天一定会泻几次，特别痛苦，更麻烦的是不敢走远路，怕突然找不到厕所，而且稍微吃多点儿东西会泻，稍有冷风也泻。腹泻前会腹痛，泻的时候，还可以看到食物没有完全消化，吃了西药没有效果，人都瘦了一圈。

从他的描述来看，这有点儿像寒热错杂导致的腹泻。但是我看他肚子挺大，面色白，觉得应该是脾虚，于是问他：平时会不会听到肚子里有水流动的声音？

他回答：肚子里面经常有声音，有的时候是气的声音，有的时候是水的声音。

我看了他的舌头，舌苔满布、舌体胖大，舌边有齿痕，舌面满是水液，是非常明显的脾虚湿盛的舌象。

如果仔细查看这类患者，会发现舌质并不是红色的，而是淡白的，于是我判断，这位朋友是因为脾虚，导致脾土无力控制水湿，水湿则更加加重了脾虚，这样脾无力运化水饮，因此导致了腹泻。

我告诉他，可以去买一种叫作"平胃丸"的中成药，试着服用两天。

第二天他告诉我，尽管只吃了一天，但腹泻居然就停止了。后来继续服用了几天后，我让他改服参苓白术丸，加强补脾的效果，就这样，他持续了一个多月的腹泻痊愈了，其速度之快，超乎我的想象。

平胃丸来自于平胃散，主要用来去除脾胃湿气，平胃散的组成和服用方法，古人是这样表述的：

苍术（去粗皮，米泔浸二日）五斤，厚朴（去粗皮，姜汁制，炒香）、陈皮（去白）各三斤二两，甘草（炒）三十两。上为细末。每服二钱，以水一盏，入生姜二片、干枣二枚，同煎至七分，去姜、枣，带热服，空心、食前入盐一捻，沸汤点服亦得。

平胃散具有燥湿运脾、行气和胃的功效，主治湿滞脾胃导致的脾土不运，湿浊困中，胸腹胀满，口淡不渴，不思饮食，或有恶心呕吐，大便溏泻，困倦嗜睡，舌不红，苔厚腻。

这个方子里面，苍术苦辛温燥，最善燥湿健脾，是重要的君药。厚朴苦温芳香，行气散满，助苍术除湿运脾，是辅助的臣药。陈皮理气化滞，和厚朴一起恢复脾胃的升降；甘草、姜、枣调补脾胃，和中气以助运化，充当佐使。各种药相配，共奏燥湿运脾，行气和胃之功。方子的主要作用部位在脾胃，如果是水湿引起脾胃功能异常，出现胸腹胀满、口淡食少、腹泻、舌苔白厚而腻，都可用它来治疗，因此也被称为"治脾圣药"。后世有许多健胃的方剂，都是在平胃散的基础上加味而来的。

必须注意的是，这个方子是用来治病攻邪的，并不是用来保健的，所以，不能在没有问题时拿来服用，需要在医生的指导下才能使用。

5.除水肿，可以喝"赤小豆鲤鱼汤"

有些人身体失调，长期处于水肿状态中，比如腿部胫骨附近一按一个坑。中医认为，水肿是体内水液潴留，泛滥肌肤，以头面、眼睑、四肢、腹背，甚至全身浮肿为临床特征的一类病症，会严重威胁到人们的健康。

中医有很多治疗水肿的方法，"赤小豆鲤鱼汤"就是其中比较有名的食疗方：

配方：用一条鲤鱼，去内脏和鱼鳞，然后用赤小豆200克。

做法：将赤小豆和鲤鱼一起熬汤，不要放调料，尤其不要放盐，等汤熬好了，就可以喝了。喝的时候，每次喝一碗，一天喝三次，喝几天即可。

方子里面的赤小豆，具有利水除湿、和血排脓、消肿解毒的作用，中医用来治疗水肿、脚气、黄疸、泻痢、便血、痈肿。很多人在祛湿的时候，都会用薏米和赤小豆一起熬水喝。

而鲤鱼，则是一种祛湿健脾的食物，具有利水、消肿、下气、通乳的作用。可以用来治疗水肿胀满、脚气、黄疸、咳嗽气逆、乳汁不通等病症。

所以，"赤小豆鲤鱼汤"对水湿凝聚引起的脸肌、腹肌、肢肌浮肿，经前水肿，孕妇水肿很有效果，甚至对一些严重的疾病，比如肝硬化腹水等，都有一定的效果。这个方子虽然比较平和，但是对偏于湿热的水肿效果很好。

我在《养生堂》时，有一期节目里介绍了"赤小豆鲤鱼汤"治疗水肿的经验，结果有一天我去北京电视台，正好有观众打来电话，她说她怀孕后腿部一直水肿，看了节目后，自己就熬了这个汤，喝了一次，腿部的浮肿就消失了，她打来电话，想问是否可以一直服用下去。电话正好是我接的，我告诉她："可以服用，但不要一直喝，现在浮肿消了，就不用喝了。因为孕妇饮食的原则是多样性，不要一直食用一种食物不变。"

6.如何调理类风湿关节炎

很多老人都有类风湿性关节炎，症状如下：

1）晨僵：所谓晨僵，就是指早晨起床时，感觉关节活动不灵活，关节炎通常都有这个症状。普通的关节炎晨僵时间会比较短，一般在半个小时以内，类风湿往往会长一些。

2）关节的改变：

①通常小关节容易出现问题，比如手、足、腕、踝及颞颌关节等，发展到一定程度，还会延伸到肘、肩、颈椎、髋、膝关节等。这和普通的关节炎是有区别的，一般的关节炎多数是手、膝、髋及脊柱关节易受累，而掌指、腕及其他关节

较少受累，而类风湿的最初表现，往往就是这些小关节，比如手腕或者手指开始疼痛，这个区别大家一定要记住。

②关节畸形：我们看到很多类风湿患者的手指，都有明显变形，这也是这个病的特点。患者的手足关节往往随着疾病的发展变形，痛苦异常。

③关节外表现：类风湿性关节炎之所以危害很大，除了会造成关节部分疼痛难忍外，还因为它对身体脏腑也有很大的危害。这个病会导致人发烧，局部肿胀，同时可能累及心脏、肾脏、呼吸系统等，直至危及生命。所以，曾经有医学工作者称此病为"不死的癌症"。其实这个说法是不对的，此病最终带来的危害是难以想象的，而且会危及生命。

因此，如果我们怀疑自己得了这个病，就要去医院做相关检查，比如检查类风湿因子，就可以知道是否患上类风湿了。

中医对此病分型较多，基本上可以有几种分法：

1）风寒湿痹症状：以风、寒、湿三种邪气为主，导致患者关节有冷痛感，疼痛较强，肿胀难消。舌淡，苔白，脉弦紧。

2）风湿热痹症状：与前面的证型相反，这是热证，以湿热两种邪气为主，患者关节红肿疼痛，甚至痛到不能伸直，遇到冷则会稍感舒适，或兼身热恶风。舌红，苔黄，脉弦滑数。

3）痰瘀痹络症状：病因是正气不足导致的痰湿瘀血，患者关节肿痛很久，已经渐渐出现强直畸形，屈伸不利，并且

伴随皮下结节、肌削形瘦、神疲面枯、腰膝酸痛、头晕目花
等症状。舌黯淡，苔薄，脉细或细涩。

4）肾阳虚亏症状：人如果久病，正气必然会虚，患者关
节肿大，僵硬冷痛，恶寒，四肢厥冷，腰酸腿软，小便清长。
舌质淡，苔白，脉沉迟。

那么，有了以上这些分型，我们是不是就能轻易攻克类风湿关节
炎了？很遗憾，这个病的治疗效果往往是不理想的，有的时候的确会
见效，但是有的时候又会很快复发，所以，类风湿是一个非常难治的
疾病，算得上是疑难杂症。不过，有一个方子确实非常有效，这是由
吉林老中医史鸿涛先生创立的：

配方：生黄芪200克、秦艽20克、防己15克、红花15
克、桃仁15克、青风藤20克、海风藤20克、地龙15克、桂
枝15克、牛膝15克、甲珠15克、白芷15克、白鲜皮15克、
甘草15克。

用法：煎服。

关于这个方子，我个人的经验是：在应用的时候，一般可以去掉
防己，加上薏苡仁30克、土茯苓30克，如果患者阴虚明显，则加生
地，一般用到30克左右，服药如果有上火的症状，加上知母15克，
没有阴虚或者上火的症状，则不必加。

方子里面的甲珠，就是穿山甲的鳞片，这个药一般我很少用，因
为穿山甲是很珍稀的动物，但是，如果治疗大病，还是以人为主。只
是直接用来熬药未免可惜，此药非常昂贵，可以研磨成粉，每次冲服

3克。

按照此方服用，一般一周就能见到明显效果，坚持服用的话，效果会更长久。

这个方子最大的特点，就是黄芪的用量很大，这里的黄芪是生黄芪，一般我们也就会用到30克左右，但是，这其实是很保守的，黄芪的力量比较和缓，不大量使用的话，不足以起效治病。清代的王清任在补阳还五汤里面，甚至要用到100多克，这就是善用黄芪之人。至于黄芪为何可以治疗此病，主要原因就是，无论是风寒湿热，还是邪气侵袭经络，其实都是因为自己的正气不足，经络空虚、卫气羸弱导致的，所以，此时可以通络，可以散寒祛湿，可以清除湿热，但是，正气是一定要补足的，这是扶正祛邪的路子。

在服用这个方子的时候，可以请专业的中医帮助加减，可以先从100克的生黄芪用起，用两三服，如果觉得自己没有问题，再增加到200克。有的患者反映，服药后感觉有力量在身体里面走，那是一股胀胀的力量，这就是气血开始运行的缘故。

其实，很多老中医都总结过治疗类风湿的方子，但是这个方子则是大家公认的一个好方子。有的中医自己家人患了此病，就把名医们的方子都拿来使用，结果发现，其他的方子效果都一般，唯独这个方子疗效突出，因为它的思路是用生黄芪扶正祛邪。

7.风湿关节疼痛的泡脚方

一年秋天，一位河南的朋友问我，他太太的颈椎和肩关节总是疼痛，很受折磨，问我应该怎么办。我看了他太太的舌象，舌质淡白不红，舌苔满布，我判断她是阳气不旺，感受寒湿后导致的痹痛。于是介绍了一个泡脚的方子给她，两个星期后，她关节的疼痛消失了，而且再也没有复发。

在中医里，风湿痹痛分成寒热两种。一般受寒引起的风湿疼痛，往往会有三个致病因素：风、寒、湿，这三气混杂，合而为痹。风湿寒痹，又分成行痹、痛痹、着痹三种：风邪为主的人，疼痛游走，叫作行痹；阳气不足，遇到寒邪疼痛剧烈的人，是寒邪为主，叫痛痹；湿气为患的人，关节疼痛以麻痹为主，重者关节肿胀，叫着痹。对于这些风湿疼痛，中医会根据三个邪气的程度不同，采取各有侧重的方式，有时侧重祛湿，有时侧重温阳等方面。

但是，作为普通人在自我调理时，很难分清哪种属于邪气轻、哪种属于邪气重，而且，疾病往往也不会按照教科书的方式出现，所以，我给大家推荐的方法，是三个因素综合考虑后的结果。

一般中医在调理这个病时，会用到很多疏风的药物，比如白芷、独活、防风、荆芥、秦艽（jiāo）、羌活等，但是我觉得，现在气血虚弱的人很多，因此我选择养血的思路在先，先扶养气血，同时祛风散湿：

配方：熟地6克、当归6克、赤芍6克、川芎6克、桃仁6克、红花6克、伸筋草9克、透骨草9克、桂枝6克、茯苓30克、薏苡仁30克、桑枝6克、丝瓜络6克、艾叶6克。

用法：此方熬水半个小时，然后兑入温水，泡脚，每天最好泡两次，每次泡20分钟即可，一般泡五天为一个阶段。

罗博士特别叮嘱：孕妇忌用。

这个方子以桃红四物汤打底，为的是养血活血，中医有句很有名的话，叫"治风先治血，血行风自灭"，这句话给我的启发很大。在很多时候，我们面对气血虚弱的人，往往会一味地祛风散邪，但由于正气不足，所以效果往往不够理想，风散去后，没几天就又来了。我经常打的比方是："你身体的管道里面是空的，气血不占领，外邪就来占领了。"所以，我往往推荐养血为先。

有朋友在留言中说，他受寒后关节就会痛，用这个方子泡脚，泡了第一服，疼痛马上就缓解了三分之一，到第三服的时候基本上痊愈。还有女性说，她的妈妈深受腿疼之苦，还总伸不直，用这个方子泡脚一周后，就完全好了。

但是这个方子不能滥用，大家一定要记住，是受寒就加重的人，才能够使用，这种人舌质的颜色不红，容易怕冷，受寒以后发病，而且局部感觉很凉，一旦受寒，就会加重。因为此方有温阳的作用，所以有它自己的适应证。

还有一种风湿痹痛，我们是要格外警惕的，那就是热痹。热痹，是人体感受了湿热之邪而出现的病症，此时患者舌质红，关节红肿，患处的温度甚至也会升高，疼痛严重，遇到热会更重，同时口渴、心烦、脉数。这种情况多出现在夏天，或者是南方邻水的地方。我来到海南以后，听说当地很多老人都会得这种疾病，这就是湿热导致的。

有一次在海南，我母亲手腕关节疼痛，尤其是晚上痛得难以入睡，而且已经很多天了，她怕耽误我的工作，一直没有告诉我。等我看到时，母亲的手腕已经肿了，温度也感觉比另外一个手腕高，我结合其他诊断，判断这是热痹，于是给她开了一个泡脚方：

配方：生石膏 30 克、生地 30 克、桂枝 6 克、知母 9 克、赤芍 9 克、桑枝 9 克、丝瓜络 6 克、蚕沙 9 克、薏苡仁 9 克、连翘 15 克、苍术 9 克、忍冬藤 9 克、栀子 9 克、黄芩 9 克、玄参 9 克、赤小豆 15 克、甘草 6 克。

用法：熬水，泡脚，在泡脚的同时，用毛巾蘸药汁包裹患处。

罗博士特别叮嘱：孕妇忌用。

这个方子以白虎汤打底，清热，同时祛湿，其中重用生地。

使用后，母亲告诉我，第一天疼痛就减少了一半，第二天，减少了百分之九十，第三天，基本全都好了。

有朋友告诉我，她右手无名指第一关节红肿胀痛，晚上睡不着觉，看到我的文章后，结合自己口腔溃疡、口干、舌燥、心烦等症状，自己判断为热痹，于是果断用这个方子泡脚，第一服泡下来好了三分之一，泡完了第三服后，手指就活动自如了。

8.如何治疗寒湿感冒和湿热感冒

感冒可以分为寒湿感冒和湿热感冒两种。中医针对这两种不同的感冒，会采取不同的调理方法。

治疗寒湿感冒，一般会用藿香正气散。藿香正气散里有广藿香、紫苏叶、白芷、白术、陈皮、半夏曲、厚朴、茯苓、桔梗、甘草、大腹皮、大枣、生姜。在这个方子里面，广藿香是祛湿的，它通过香气来振奋体内的阳气，从而驱散湿气，白芷也是起到这样的作用；苏叶和生姜是温阳的，可以把寒邪赶出去；茯苓和大腹皮是泄湿的，可以把湿气排泄出去；陈皮和厚朴是行气的，用来振奋气机。整个方子，都是旨在纠正身体寒湿的状态。

我有个朋友的妻子是位演员，有一天突然给我打电话，说他们夫妻两人一起去南方旅游，结果刚回家，她就开始泻肚子、发烧，非常难受，她害怕得不得了，问我怎么办，是不是要去医院输液？我问她，还能走动吗？她说可以，于是我就让她出门去买"藿香正气软胶囊"。

第二天，她告诉我，自己已经基本没有问题了，没想到见效如此之快。

使用藿香正气有个诀窍：如果病人泻肚子，那么最好服用藿香正气丸或者软胶囊，因为这样药力可以偏下作用；如果是呕吐，最好服用藿香正气水，因为这样药力偏上作用；如果又吐又泻，则两者都用，这是我在实际使用中得出的经验。这个经验很奏效，我身边的很多朋友都受益匪浅，后来很多朋友都能自己辨别寒湿感冒，并进行调理了。

与寒湿感冒相对的，是湿热感冒，一般出现在夏季的桑拿天。症状往往是发烧、头晕，头很沉重，如同戴着帽子，有时会略微发冷、怕风、胸闷、尿不多且黄，最明显的指征是舌苔满布，有时还会呈现为淡淡的黄色。

此时，治疗原则是：祛湿同时清热，但切记不能用解毒的药物，因为当湿气不除时，解毒是没有多大作用的。

湿热感冒时，可以用清代名医吴鞠通的"三仁汤"：

配方：杏仁 15 克、通草 6 克、白蔻仁 6 克、竹叶 6 克、厚朴 6 克、薏苡仁 18 克、法半夏 6 克。原方有滑石，因为会致癌，我给去掉了。

用法：煎服。

　　这个方子里的三仁，都是化湿气、行气机的，其中杏仁开肺气，中医认为肺为水之上源；白蔻仁开中焦之气，薏苡仁泻下焦水湿。水湿一去，身体自然就恢复了。有一次，我患了湿热感冒，服用三仁汤后，只觉得胸口开始发热，前胸后背出了很多黏汗，然后体温开始下降，很快烧就退了，第二天，感冒就痊愈了。

第**8**章

痰郁：人一旦有了痰郁，
　　怪病就会多起来

1.为什么痰郁怪病多

　　湿郁，是指由于某些原因，我们摄入的水分无法全部运化、排出，结果潴留在了体内，成为影响气血运行的障碍，这是一种内生的湿邪。湿郁产生后，身体里湿气变重，会凝聚成痰，而痰多了，不能及时化掉并排出，就会形成痰郁。

　　痰是人体津液异常积留的黏液类物质，是病理性的产物。其实从"痰"这个字就可以看出，它随病而来，不是健康状态下的产物。中医认为痰有两种：一是有形之痰，也就是我们从咽喉和气管里咳出来的痰液；二是无形之痰，这种痰散布在人体组织、脏器和血液之中，是我们看不见的。当身体出现气郁、血郁、火郁、湿郁之后，相关的脏腑功能失调，这些痰郁结在身体中，没能化解清除，就会形成很多疾病。所以，有人说"怪病多痰"。

　　中医认为"痰"有三个来源：一是气郁生痰，也就是说，身体之气的圆圈运动不顺畅后导致的痰。我们知道气郁会导致血郁，而气郁同样也会导致痰郁，出现脂肪瘤、囊肿等，中医管这叫"痰核"。二是脾虚生痰，指脾的运化能力变弱后，就会产生痰。三是血液循环不畅导致的痰。

　　当这些痰淤积在身体中，会导致哪些疾病呢？

　　当痰阻滞气血之后，会导致"三高"——高血脂、高血压、高血糖。

当痰阻滞肺部，肺的宣发和肃降功能失常，会出现胸闷、喘咳咯痰，这样一来，不仅肺会生病，还容易引发身体其他地方生病。

痰阻滞于心，心血不畅，心前区憋闷，甚至绞痛、心悸，容易导致冠心病，在中医里，这叫"痰蒙心窍"。

痰阻滞在胃，胃气不能下降，收纳功能失调，就会出现嗳气、呃逆、恶心、呕吐痰涎、胃脘痞满等。

痰阻滞在脑血管中，会出现头重头胀、眩晕、昏冒，甚至导致中风。

总之，痰阻滞在哪条经络上，哪条经络就会出问题，阻滞在身体的哪个部位，哪个部位就容易生病。女性的很多疾病都与痰郁有关，比如肥胖症、乳房小叶增生、内分泌紊乱、代谢综合征、月经失调、闭经、排卵障碍、多囊卵巢综合征、不孕不育、甲状腺囊肿、腺瘤、淋巴结肿大、胆囊炎、胆结石、恶性肿瘤等。

所以，越早祛除痰郁，越能避免大病和怪病。

2.如何诊断自己是否有痰湿

中医往往将"痰"和"饮"连在一起，所谓痰饮，从广义上是指体内液体得不到输化，停留或渗注于某个部位后产生的病理产物。一般认为，较稠浊的为痰，清稀的为饮，所以有"积水成饮，饮凝成痰"的说法。

我经常说，人在得病时，不会按照教科书上的内容一条条去得，实际病情肯定要比书上复杂得多，比如"痰"就往往不是单纯的，经常会与"湿"纠缠在一起，形成痰湿。

痰湿是身体的一种状态，会导致一系列疾病。

痰湿导致的疾病有三个特点：

一多，痰湿导致的疾病很多，而且很多都是疑难杂症，一些病开始查不明白病因，后来发现基本上都有痰湿的影子。

二变，就像水，时而是液体、时而是固体、时而又变成了水蒸气一样，痰湿也会在身体中不断变化，以不同的形式出现。

三久，痰湿导致的疾病一般比较长久、缠绵，难以调理。

要调理痰湿，首先要充分认识它，那么，如何判断自己是不是痰湿壅盛之人呢？可以从下面几个方面来诊断。

1）首先是体形肥胖，腹部肥满而松软，四肢浮肿，皮肤油腻，可表现为中年油腻或老年油腻。

2）面色淡黄并且发暗，眼泡微微浮肿，身体酸乏无力，慵懒，容易困倦，睡觉时鼾声如雷。

3）口中黏腻，口唇色淡，很少感觉口渴，不想喝水，容易出汗，汗黏腻，出汗后皮肤发凉，感觉头和身体沉重困乏。

4）经常感觉昏昏沉沉，关节疼痛重着，肌肤麻木，容易出现耳鸣。

5）喜欢吃肥甘厚味的食物。

6）胸闷、痰多，容易出现肠胃不适。

7）大便次数多，不成形，黏腻，容易粘马桶，小便浑浊。

8）舌体胖大，舌苔滑腻、厚，颜色发白或黄色，舌边常有齿痕。（见154页，痰湿舌图）

9）脉象：脉濡而滑。

10）去医院体检，一般胆固醇、甘油三酯、低密度脂蛋
白和血糖比较高。

上面这些指征，对于体内痰湿壅盛之人，是比较典型也比较好辨
认的指征。当对照自身的时候，如果发现基本符合这些症状，或符合
其中几条，就要引起高度重视了，有必要及时调理，将疾病消灭在萌
芽状态。

3.瘦人多火，胖人多痰

俗话说"瘦人多火，胖人多痰"。这是因为当身体内的火大时，
会灼烧津液，所以火大的女性一般比较瘦。与之相反，由于一些女性
爱吃肥甘甜腻的食物，造成身体内水液积留，痰湿郁结，所以身材一
般会比较臃肿、肥胖。

但这种胖是虚胖，正因如此，这类女性总会感觉酸乏无力，容易
困倦。当人觉得虚弱无力时，很容易想到"补"，很多有痰湿的女性
总会问我："罗博士，我们家里有很多补品，比如人参、海参、虫草、
燕窝，您说我该吃哪个进补呢？"

不是所有人都能进补，进补是需要看身体状况的，如果身体内痰
湿比较重，就不能进补，因为这时进补无异于火上浇油，只会越补越
乱。我曾经见过一位痰湿比较重的企业家，被一位所谓高人开了个补
药，那个方子里面几乎汇集了所有我见过的具有补的作用的中药，气

血阴阳一起来补，最终，这位企业家被补得头晕脑涨，心慌不已，还当众昏倒过一次。

对于痰湿比较重的女性，最好的调理方法有两种：一是清淡饮食，多吃点儿萝卜白菜，少吃肥甘厚味。有一位女性说，她过年的时候回南方老家，天天荤腥不断，再加上天气阴冷潮湿，内外夹击，身体内痰湿凝聚，导致脾胃不好，脾不统血，出现了崩漏。所以，调理痰湿应该从调理饮食开始。

二是加强锻炼。我在长江商学院讲课时，认识了一位企业家学员。我受邀去他北京总部参观的时候，他给我讲了他的故事，让我非常有感触。

这位企业家是河南人，身材魁梧，他对自己的健康一直特别自信，从来没有做过体检。一次偶然的机会，他在上海被朋友拉去体检了一回，体检结果一出来，他感到十分震惊，自己的很多指标都非常不好，"三高"、脂肪肝样样都有，他赶紧问医生应该吃什么药，医生说不用吃药，只要运动就可以了，他追问怎么运动，医生只说了两个字：走步。

他一听："不就是走步吗，这太简单了！"从医院出来，他回酒店收拾好行李，就开始了徒步，从上海一路往北京走。

这一次他走了大概两个月，到了北京后他连家都没有回，直接走去医院做了体检。体检的结果是：所有指标，全部正常。

这个例子告诉我们，运动是真的可以解决很多问题的，尤其是对于这种营养过剩的痰湿体质，非常适合运动。

我关注了这位企业家的微博，发现他近些年最重要的活动，就是带着大家到处走步。之前在美国的加州，后来去澳洲，然后是戈壁滩，最近好像是上海，总之，带着大队人马走遍全世界，我有时候觉得，他和《阿甘正传》里不断奔跑的阿甘，有些相像。

4.化痰先顺气，气顺痰自消

当然，除了清淡饮食和坚持锻炼之外，还可以用药物来调理痰湿。

在祛痰的一众方子中，有一个方子拥有极高的地位，不可不说，这就是著名的"二陈汤"，中成药名为"二陈丸"：

配方：半夏15克、橘红15克、白茯苓9克、炙甘草4.5克。

这个方子出自《太平惠民和剂局方》，方子后面原本还有一句话，但被很多人忽略了，那就是"上药咀，每服四钱，用水一盏，生姜七片，乌梅一个，同煎六分，去滓，热服，不拘时候"。也就是说，真正的二陈汤，是应该有生姜和乌梅两味药的，一共是六味药。

这个方子具有燥湿化痰、理气和中的作用，适用于痰湿内阻、脾胃不和所致的湿痰症。以咳嗽痰多、色白易咯、恶心呕吐、胸膈痞闷、肢体困重或头眩心悸、舌苔白滑或腻、脉滑等为主要症状的，都是二陈汤的适用范畴。

二陈汤之所以地位重要，是因为其组合十分精妙。

方子里的君药是半夏，半夏辛温而燥，既擅长燥湿化痰，又擅长降逆和胃，还能够消痞除满。此药一般适合痰湿已成，且气机被阻滞的人。

方子里的臣药用了辛苦温燥的橘红，理气行滞，燥湿化痰，对应了"治痰先治气，气顺则痰消"的思路。之所以加入渗湿健脾的茯苓，主要是因为脾是生痰的源头，而茯苓能够从源头进行治疗。

半夏和茯苓配伍，能够在燥湿渗湿的同时不生痰，达到湿化痰消的功用。

姜，既能帮助半夏、橘红来降逆化痰，又能制约半夏的毒性，可谓一举两得。

最后，再用少许乌梅收敛肺气，让此药散中有收，能祛痰但是不伤正。还有炙甘草，意在调和诸药，以此看来，不愧是治痰湿证的标准方。

不过，此药很好，但想要调理痰湿，先饮食调理才是根本。不妨吃一些健脾祛湿的食物，比如薏仁、赤小豆、芡实、山药、冬瓜、小米等。女性朋友还可以喝黄芪山药薏苡仁粥，益气养阴、健脾化痰、清心安神：

配方：黄芪、山药、麦冬、薏苡仁、竹茹各20克，糖适量，粳米50克。

用法：先将山药切成小片，与黄芪、麦冬、竹茹一起泡透后，再加入所有材料，加水用火煮沸后，再用小火熬成粥。

综合来看，想要祛痰湿，需要用"二陈汤"配合饮食调理。二陈汤结构严谨，散收相合，标本兼顾，既能燥湿理气，去除已经产生的痰，又能健脾渗湿，杜绝产生痰的源头，巧妙地完成了燥湿化痰、理气和中的作用。再加上饮食上的改善，通常情况下，痰湿都能清除。

5.怪病皆从痰治

中医有句老话，叫"怪病皆从痰治"，也有"百病皆属于痰""顽疾皆属于痰"等说法，这些说法都很符合实际。临床中很多顽固难愈、千奇百怪的疾病，往往是经络被痰湿堵塞的结果。因此，如果舌象症状与痰湿相吻合，这时化除痰湿，就能很大概率让身体恢复健康。

痰分为三种：普通的痰湿，寒痰，痰热。

普通的痰湿，就是痰湿已经形成，却没有明显地向寒或热这两个方向发展。这时舌苔是厚腻的、白色的，舌苔上面唾液比较多（见154页，痰湿舌图），同时具有上文所述的症状。这个时候可以用"温胆汤"泡脚，如果有医生指导，也可以服用。

温胆汤由半夏、竹茹、枳实、陈皮、甘草、茯苓共6味药组成，是用化痰的祖方二陈汤加味所得。二陈汤本身是温的，但方子里加上了竹茹，属于凉的药，又加上了枳实，属于微寒的药。所以，温胆汤整体来看，寒热搭配比较均衡，化痰的作用很好。如果只是普通的痰湿，我会建议在熬药的时候加上生姜，古人讲："痰非温不化。"但如果是痰热，则不加生姜。在去除普通痰湿时，还可以加上藿香和佩兰两味药，这是"芳香去秽"。一般痰湿皆有污浊秽气蓄积，而芳香之药，可以去除污秽，有助于化痰祛湿，这是清代的温病学家们的心得。

我用的方子如下：

配方：藿香6克、佩兰6克、茯苓30克、陈皮9克、法半夏6克、炙甘草6克、竹茹6克、枳实6克、生姜3片。

用法：熬水，然后把药汁倒入温水中，用这个水泡脚，每天两次，每次20分钟，水不必太热，水量淹没过脚踝即可。一般泡几天，痰湿就会逐渐松动，舌苔变薄，就不必再泡了。

身体有寒痰的人，往往正气不足，脾肾阳虚，如果再受到外寒，就会导致体内阴寒内盛，寒痰凝结。寒痰之人会具备所有阳虚的表现，同时，还会有肢体经络不畅的症状，会在某些部位有陈寒痼积，甚至凝结成痰核，阻塞经络的运行。

寒痰之人的舌质往往是淡白色的，甚至是白森森的，整个舌头像冬天的雪地一样，上面还有唾液，比较湿润，没有血色；也有淡紫色的，说明寒凝导致了瘀血。此外，他们的大便要么不成形，要么便秘。这种便秘是阴寒凝固导致的，所以，用大黄等凉药很不恰当，而用温通的方法则比较合适，可以用白芥子、陈皮、半夏等药来温化。

对于寒痰之人，用温胆汤难以达到理想效果，可以采用中成药"附子理中丸"等温补脾肾阳气的方子。这个时候，如果能做艾灸调理，效果也会非常好。可选取以下穴位：

神阙穴

在脐中央。此处是禁止针刺的，多用艾炷隔盐灸法或艾条悬起来灸，具有温中散寒的作用。也可用于日常保健，治疗虚寒性疾病，多用艾灸神阙，脾虚的人可以灸神阙来温补脾气。

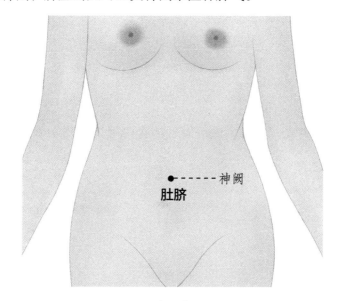

神阙穴

关元穴

在下腹部，脐中下 3 寸，前正中线上。本穴有很好的强壮作用，比如补阳作用，是保健常用穴。

中脘穴

为任脉穴，在脐上 4 寸。有温胃止呕、散寒止痛、和胃健脾、

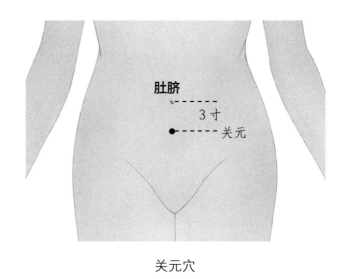

关元穴

通降腑气的功效，可以疏通经脉、振奋阳气，适用于脾胃虚弱体质的人群。

水分穴

在上腹部，脐中上 1 寸，前正中线上。这个穴的作用和名字相关，除腹部疾患，对于水肿、小便不利等水湿停聚造成的疾病，有很好的效果。

阴陵泉穴

在小腿内侧，取穴时，在胫骨内侧髁（kē，骨头上的突起，多长在骨头的两端，亦指大腿骨或膝盖骨）内下方，用手指能摸到一个凹陷，这个凹陷就是阴陵泉，阴陵泉和下面的丰隆是祛痰湿的常用穴和特效穴，阴陵泉还主治腹胀、水肿等水湿疾病。

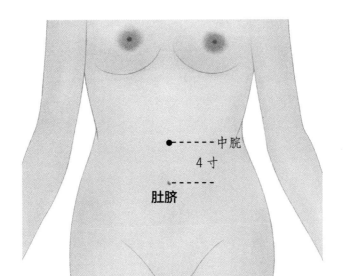

中脘穴

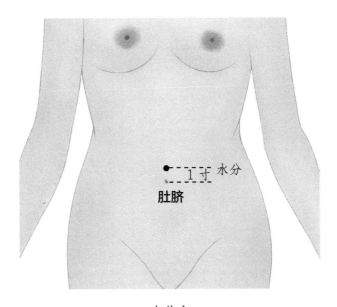

水分穴

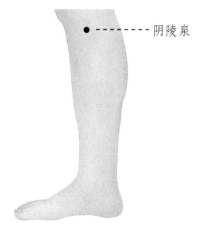

阴陵泉穴

丰隆穴

在小腿外侧，外踝尖上 8 寸，胫骨前肌外缘，条口旁开 1 寸（条口：小腿外侧，犊鼻下 8 寸，犊鼻与解溪连线上）。丰隆为去痰湿的重要穴位，常配合阴陵泉共同使用。

上述穴位每次灸 20 分钟，一周一次，8 次 1 个疗程，持续 3 个疗程后观察效果。

痰的最后一种是痰热。

痰热就好比是农村的肥料，放久了，就会沤得发热。我们吃的东西如果总是肥甘厚味——油腻、过甜、味道过重——就会痰湿淤积，时间久了，倘若体内的环境恰巧又很适合，比如内火蕴积了，这两个条件遇到一起，则会郁而化热，这就是痰热。如今大家的饮食都太好了，而且工作和生活的压力大，有心肝之火的人很多，因此，痰热体质之人也非常多。

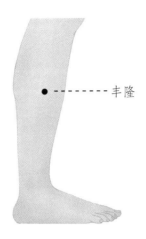

丰隆穴

痰热的舌质往往是红色的，越红说明痰热的势头越盛，而舌苔是厚腻的，同时有着不同程度的黄色，一般微微带点儿淡黄的，热势要轻一些，如果黄得很明显，那说明热势就比较重（见154页，痰热舌图）。由于痰热之人的体质偏热，所以容易上火，喜欢凉，稍微一热就难以耐受。此外脾气还很大，性格急躁，容易冲动，脸色也会比较红，大便容易干燥。

痰热时，可以用温胆汤加味来调理。古人曾经说过，温胆汤其实是凉胆汤，是温是凉，主要取决于方子里面药物分量比例的变化。对于痰热的女性，我推荐这样的方子泡脚：

配方：茯苓30克、陈皮6克、法半夏6克、炙甘草6克、竹茹9克、枳实9克、全瓜蒌9克、浙贝母9克。

用法：熬水，泡脚。

罗博士特别叮嘱：凡是我提到的方子，都是可以口服的，但最好在医生的监督指导下进行，并且，根据情况有所加减为好。孕妇忌用。

这个方子里面，凉药的分量有所增加，而且不用生姜，对于消除痰热效果很好。

6.痰湿，还可以用罐拔出来

还有一种祛除痰湿的方法，就是拔罐。可以在如下穴位处拔罐，以祛除痰涎、化解湿浊：

中脘穴

在上腹部，脐中上 4 寸，前正中线上（见 191 页）。中脘穴"一切脾胃之疾，无所不疗"，在中脘穴处拔罐，有和胃健脾、降逆利水的功效。

脾俞穴

在背部，当第 11 胸椎棘突下，旁开 1.5 寸。

三焦俞穴

位于腰部，当第一腰椎棘突下，旁开 1.5 寸。脾俞可调节脾胃气机，三焦俞可通调水道。

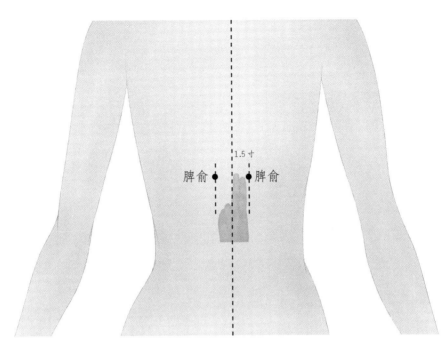

脾俞穴

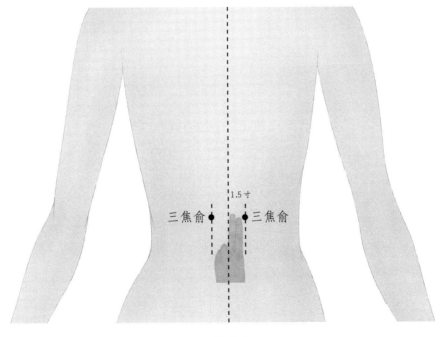

三焦俞穴

丰隆穴

丰隆穴被称为去痰的重要穴位，在小腿外侧，外踝尖上 8 寸，条口旁开 1 寸（条口位于外踝尖上 8 寸，犊鼻与解溪连线上）（见 193 页）。丰隆穴配合肺俞或尺泽、天突等穴位可祛除肺系之痰，治疗咳喘。

操作方法：

在以上几个穴位处分别选择大小合适的火罐，留罐 10~15 分钟。待罐印基本消失后，再进行下一次拔罐，一般 10 次为一个疗程。

若拔罐后局部皮肤起了水疱，小的水疱应该避免擦破而引发感染，大的可以用针刺破，使水疱内的液体流出，消毒后用纱布包好。待水疱吸收后，再进行下一次拔罐。

需要注意的是，身体内的痰湿不是一天形成的，因此，也不可能转瞬消散。调理痰湿要有耐心，药物和拔罐都只是辅助，最重要的，是要从日常的饮食和运动入手。拥有健康的生活方式，才能远离痰湿的困扰。

第 **9** 章

食郁：难以消化的
不仅是食物，还有情绪

1.肠胃能消化食物，却无法消化怒气

先讲一个故事。

有一位叫作赵立道的先生，年近50岁，脾气急躁。7月里的一天，正值盛暑，十分闷热，赵先生感觉肚子有些饿了，虽然还没到吃饭时间，他就催着家里人赶紧做饭。

做饭是需要时间的，但赵先生等不了，他嫌家人准备饭菜太慢，于是生起气来。别人在灶台边不断忙活，他在灶台边不断发火。

饭做好了，赵先生一边生气，一边吃饭。两天后，他的身体出现了问题，开始一边腹泻，一边口渴，整个人非常难受，到了后来，又出现了呃逆。

上面这个故事，是元代名医朱丹溪讲述的，他告诉我们：如果带着怒气吃饭，就很容易让食物淤积在肠胃中，导致消化系统疾病，因为肠胃能消化食物，却无法消化怒气。

情绪化进食的人很多，女性尤其容易如此。有的女性只要心情不好，就会通过食物来安慰自己，要么暴饮暴食，要么狂吃甜食，结果，把自己吃成了胖子，甚至吃出了卵巢多囊综合征；也有的女性一有心事，就食欲不振，导致脾胃虚弱；还有的女性，只要一生气，就开始胃痛胃胀或者腹泻。

在人的身体中，脏腑功能很大程度上是受情绪影响的，其中影响最明显的，应该就是消化系统了。换句话说，消化系统的功能，甚至包括肠道的功能，都与情绪密切相关。西医认为，腹部是人的第二个大脑，与情绪密切相关。如果一个人情绪不好、压力大、憋屈，就很容易导致食郁，伤及脾胃。

很多女性消化不良，并不是吃了什么不干净的东西，而是因为情绪。我见过一位女性，26岁，研究生刚毕业，人长得非常漂亮，但与她谈话时，即使隔着一米远，我都能闻到她的口气，那味道简直和下水道一样。后来我才知道，那些天她正为结婚的事情着急，父母的想法和未婚夫的想法有冲突，她夹在中间左右为难，所以导致了消化不良，口气很重。

朱丹溪说，食郁就是食物停滞在肠胃中，没有消化，这会导致气机阻塞，即身体内圆圈运动停滞，出现口中冒酸水、嗳气、胃痛胃胀、肚子里有硬块和食欲不振等症状。朱丹溪是最早提出养心的人，他认为无论是气郁、血郁、火郁、湿郁、痰郁还是食郁，都是因为情志失调，也就是我们所说的不良情绪。

所以，要想食物不淤积在肠胃中，就不要让情绪憋屈。

2.理顺你的情绪，理顺你的肠胃

很多消化系统疾病都是由于紧张、担心和焦虑，致使肝气郁结，而肝气郁结又导致了脾气不升，由此在肠胃中形成了疾病。中医将这类疾病形成的过程和原因，称为"肝木横逆克脾土"。

中医所说的脾，包括一部分肠道。肠道几乎不受理智支配，但对情绪的反应相当敏感。所以"愁肠百结"不仅是一个比喻，也有深刻的中医道理。说明当人情绪拧巴的时候，肠道也会随之拧巴在一起。

"愁"是一种情绪，当这种情绪郁结下来后，首先就会影响到肝，造成肝气郁结；而肝气郁结又会传递到肠道，让肠子一节一节地纠缠在一起。

还有的女性一旦后悔，就总说："肠子都悔青了。"肠子是不是会因为心情而变成青色，我们并不知道，但可以确定的是，"后悔"这种情绪的确会对肠道造成影响。

最近，一位朋友说他孩子身上出了件怪事，孩子只要一考试，就会闹肚子，以至于延误了好几次考试。还有一位名叫"布布"的女性网友说，她在考驾照科目三前，连续几天都腹泻，直到考完驾照后的一个星期才恢复了正常。这些都是情绪紧张引起的肠道紊乱，说起来都是些小问题，但是，如果长期处在紧张和焦虑中，就会导致肠道气血凝滞，甚至出现更严重的疾病。

现在的人肠道长肿瘤的很多，一个很重要的致病因素，就是情绪郁结。研究显示，愤怒、激动的情绪，能使副交感神经系统处于异常紧张的状态，然后诱发消化道蠕动增快，改变消化道蠕动的节律，于是，就出现了呕吐和恶心等症状。人之所以在生气的时候会打嗝、腹胀、腹泻，就是因为肠道蠕动加快了。而忧愁、伤心和郁闷等情绪，则会让肠道蠕动减弱、分泌减少，使得整个消化道的黏膜充血减少，变得苍白，然后出现消化不良、食欲不振、便秘等症状。但更多的时候，我们的情绪并不是单一的，愤怒、伤心、郁闷等很多情绪混杂在一起，百感交集，这时候，就会导致消化道有的地方加速，有的地方缓慢，这种不均衡，会致使食物存积，引发更严重的疾病。

情绪郁结之所以会影响肠道，是因为消化系统有着数以亿计的神经元，数量仅次于大脑，也就是说，肠道算得上是一个情绪敏感的器官。

在消化系统中，包括胃部和整个消化道都会如此，但是肠道更加明显，所以，有的学者管肠道叫"腹脑"，就是长在肚子里的脑袋。与头部的大脑不同，头部的大脑能够很理智，但是肠道的"腹脑"却不受理智支配，只受情绪支配，比如，我现在生气或者郁闷了，它马上就有反应。

还有学者因此提出了一个观点，认为脑和肠是连通的，两者存在双向影响的关系，当大脑情绪变化，肠道会跟着改变，肠道的异常，也会引起大脑认知和情感中枢、神经中枢的改变。所以，"肝木横逆克脾土"是有科学依据的。

消化道的溃疡与情绪密切相关，比如胃溃疡，就和情绪紧密相连。医药公司每生产一种药，会拿小白鼠来做实验，如果这药是治疗胃溃疡的，那就必须找到有胃溃疡的小白鼠，然后再给它治疗。但是，怎么才能让小白鼠患上胃溃疡呢？答案是不断吓唬它，比如电击，或者把它放到水面上假装让它掉下去，这么日复一日地吓唬，一段时间后，再解剖看时，会发现它胃里已经溃疡了，这就充分说明，应激反应、紧张和焦虑会让胃部溃疡。

这方面，人与白鼠没有区别。当一个人整天处在焦虑中，总担心有坏事要发生，或者在真的发生了什么事情后，总感到不堪重负、难过、紧张，就很容易出现消化道溃疡。所以，在治疗胃溃疡的时候，我们会用"黄芪建中汤"：

配方：黄芪6克、饴糖30克、桂枝9克、白芍18克、炙甘草6克、生姜9克、大枣12个（掰开）。

用法：煎服。

罗博士特别叮嘱：方子里面的黄芪，一般用炙黄芪。

　　这个方子通常被认为是补脾的，但里面的桂枝有疏肝的作用，同时可以温阳通络，而白芍是柔肝的王牌，方子里的量用得很足。所以，这个方子实际是一个调和肝脾的方子，一边补脾，一边柔肝，治疗消化道溃疡特别有效。

　　肠道溃疡，也叫溃疡性结肠炎，尤其容易出现在结肠部位。结肠的很多问题，通常都与饮食习惯有关，比如经常吃肉、不吃青菜；同时，情绪也是危害结肠健康的一大因素，甚至可以说，不良情绪会郁结在结肠里。西医对此研究得比较细，它会研究不同情绪在结肠不同的部位引起什么改变。

　　研究显示，当人有忧愁和沮丧情绪的时候，十二指肠结肠反射就会受到抑制，然后肠蠕动减少，会引发便秘等。当有失望、恐惧或不满情绪的时候，乙状结肠非推进性的收缩会减弱，大肠的推进性运动增强，一边强，一边弱，整个压力加大，就容易出现腹痛，有时还会因此造成腹泻，有的孩子考试前闹肚子，就是这个原因。当紧张和愤怒的时候，会引起降结肠的持续收缩，然后肠腔容易痉挛，整个肠道的内环境开始改变。

　　所以，不同的情绪都会郁结在结肠附近，引起不同位置的肠道蠕动异常，导致结肠压力增大，患上溃疡性结肠炎和各种结肠疾病，甚至发生了癌变。现在肠道有问题的人太多了，很多女性一旦查出，就是肠道方面的重病，究其原因，情绪失调很可能是一个重要因素，所以，理顺情绪，对于理顺我们的肠胃有着特别的帮助。

3.化掉食郁最常见的方子：保和丸

俗话说："民以食为天。"人们本身就很难抵御住美食的诱惑，女性又天然喜欢美好的事物，美食自然也包含其中。很多时候，女性会发现自己一不留神就吃多了，这种情况下，应该怎么办？可以用保和丸来调理。

现在我们所用的保和丸，出自朱丹溪的著作，方子里面有山楂、神曲、半夏、茯苓、陈皮、连翘、莱菔子、炒麦芽这几味药。现在药店里有中成药出售。

保和丸重用酸甘性温的焦山楂为君药，开胃健脾，消一切饮食积滞，尤其擅长消肉食油腻之积。

而炒神曲是用辣蓼、青蒿、杏仁泥、赤小豆、鲜苍耳子加入面粉或麸皮后发酵而成的曲剂，再经过炒制而成。甘辛性温，消食健胃，擅长化酒食陈腐的淤积，是中药里面消食导滞的常用药。

莱菔子就是我们熟悉的萝卜籽，辛甘而平，除了具有化痰的作用，还可以下气消食除胀，长于消除谷面的淤积，尤其对肠道的积滞效果更好。配合上炒麦芽，同时起到消食导滞的作用。

焦山楂、炒麦芽、炒神曲，就是我们通常讲的焦三仙，再加上莱菔子，效果就更好了。

这个方子的高明之处在于，并不是仅仅用焦三仙加上莱菔子消食导滞，还想到了积食会淤积生痰，食积易阻气、生湿、化热，所以又用半夏、陈皮辛温，理气化湿，和胃止呕；用茯苓甘淡，健脾利湿，和中止泻，这三味药，就是化痰的祖方二陈汤去掉了甘草，所以，在消食导滞的基础上，增加了化痰祛湿的作用，可谓高明。

不过，此方的高明还不限于此，最妙的是，方子里还加上了一味清热的中药连翘。连翘味苦微寒，可散结以助消积，但是更重要的是，创立方子的人想到了积食会导致淤积化热，出现一些热证，所以，用连翘清解积食所产生的热。几种药材如此搭配，使得食积得化，胃气得和，清热去湿，于是气血通畅，身体自然健康无虞。

所以，如果我们吃撑了，出现了食积停滞、胸脘痞满、腹胀时痛、嗳腐吞酸、恶食或呕吐泄泻、脉滑、舌苔厚腻或黄等症状，可以赶快去药店买盒保和丸，帮助身体消除积滞，亡羊补牢，为时不晚。

4.打开郁结的"越鞠保和丸"

我们去药店的时候，柜台里常见到一种叫"越鞠保和丸"的药，这种药由越鞠丸和保和丸合并而成，也是朱丹溪创立的。

越鞠丸有五味药，分别是：栀子、神曲、香附、川芎、苍术。朱丹溪用这五味药，来治疗六郁——

香附作为君药，调气疏肝，疏解气郁；

川芎辛温活血，治疗血郁；

栀子清肝热而解火，解决火郁的问题；

用苍术芳香辛温，醒脾燥湿，振奋脾阳，祛除湿郁和痰郁；

神曲消食和胃，健脾调中，解除食郁。

整个方子具有理气解郁、宽中除满的功效，主治胸脘痞闷，腹中胀满，饮食停滞，嗳气吞酸。简单说，是中焦郁结阻滞，兼带影响了上焦与下焦的气机通畅。这种阻滞，主要体现在脾胃，同时也会引起其他脏器的不良反应，具体症状会以"胀""闷""热"为特点。这样的患者，舌苔厚腻，甚至会带有一点儿黄色。

越鞠丸再加上木香和槟榔两味药，就成了越鞠保和丸。

在过去，越鞠保和丸实际上是越鞠丸和保和丸的结合，所以方子里原本还有陈皮、半夏、茯苓、连翘、莱菔子、山楂等药，而现在的越鞠保和丸，只是增加了木香和槟榔两味药，来增加行气导滞的作用。所以，现在的中成药越鞠保和丸，只是名义上的越鞠保和丸，是在越鞠丸的基础上加了一点解除食郁的药而已。

究竟在什么情况下，我们可以使用越鞠保和丸呢？

答案是，如果遇到气食郁滞导致的胃脘不适，就可以用越鞠保和丸。具体症状为脘腹胀痛、倒饱嘈杂、纳呆食少、大便不调、消化不良，总之，只要是各种郁积导致的膨闷胀饱和嗳腐吞酸，都可以使用此药，尤其是在饱食过后出现了这些问题时，更加合适。

有人或许会担心，人体在很多时候是虚实夹杂的，这时要是用补药，会一补就上火，导致补不进去。之所以会有这种情况，很多时候是因为身体内同时存在各种郁结，导致气机阻滞，因此补药难以进入身体，这个时候，有经验的中医往往会开一个"开路方"，打开郁结，然后再进补。所以，四川"卢火神"在开方子时，往往不是上来就用附子干姜，而是用南山楂、白蔻仁等先打开通路，然后再用温阳的药物。基于同样的道理，当我见到有人因为郁结而导致无法受补时，就会建议他们先服用两三天的越鞠保和丸。通路打开，再进行滋补，效果才会显现出来。

　　需要注意的是，越鞠保和丸的适应证，是实证，对于特别虚弱之人，是不建议使用的。而且，这个方子以消导为主，可以暂时应用，一般体质的人甚至可以使用几天，但是除非郁结得特别厉害，否则不建议长期使用。此外，孕妇忌服。

　　越鞠保和丸代表了一种思路，当六郁纠缠在一起时，气郁中可能有血郁、湿郁，痰郁中或许有气郁和湿郁，而食郁中可能有气郁、痰郁或火郁。此时进行调理，需要方方面面都照顾到。

有三种方法，
能够化解不良情绪

从身体之气的圆圈运动，到六郁，我们可以看出一个道理：情绪对身体的影响实在是太大了，而女性由于身体的特殊性，与男性相比更容易情绪化，所以，对女性来说，保持情绪的稳定尤为重要。

前面我们说过，情绪深受认知的影响，要想摆脱不良情绪，就必须先从改变认知开始。

有人说，医生治病有三样法宝：语言、药物和手术刀。为什么要把语言放在第一位？因为语言最能打动人心，它可以进入心灵，改变认知，从根本上调整人的情绪，从而化解气郁。

我在给很多女性朋友看病时，只是通过聆听她们的诉说、询问她们的病情，她们往往就会长舒一口气，表示自己轻松多了，而那时，我连方子还没有开。很多病人需要的不仅是药物，更是理解、接纳和倾听，因此，优秀的医生不仅要医术高超，对病人也要体贴入微，能够与他们共情。

据说，北京协和医院的妇科泰斗林巧稚在一次考试中，要求每个学生完成十例产妇分娩全过程的观察，并写出产程报告，以此评定其临床能力。学生们丝毫不敢松懈，都仔细观察病人，然后认真写完报告。

但结果却出乎意料，仅有一份报告被评为"优"，其余都是"不及格"。学生们左思右想，不知道错在哪里，就去问林教授。

林巧稚说："你们的记录都没错，但却不完整，漏掉了非常重要的东西。"

同学们仔细检查自己的病例，觉得已经很全面了，并没有什么遗漏。他们于是把那份评"优"的记录拿来对照，结果发现，各项记录都没有区别，唯独病例中多了这么一句话："产妇的额头有豆大的汗珠……"

好医生从来不会把身体当成机器，而是会考虑病人的所有感受，她们额头上的汗珠，她们身体上的疼痛，以及内心的紧张、不安和恐惧等，都是医生必须重视的。医生治疗的不是病，而是有病的人，所以，了解病人是怎样的人，比了解病人患了什么病更为重要，行医再久，经验再多，也千万不能遗漏了自己的共情能力和慈悲心。

同样，如果女性朋友想成为自己的保健医生，首先就要学会爱自己。多给自己一些宽容、理解和关爱，少一分自责、焦虑和愤怒，人就不会憋屈。当然，生活中我们会遇到各种事、各种人，难免情绪波动，如果遇到憋屈、肝气郁结的时候，女性们可以学着用下面这些方法来排解。

1.青山绿水法

公众号上有朋友说，孩子在周末时眼皮莫名其妙地红肿，眼睛有些红，于是带他去公园里放了风筝，晚上回到家中，眼睛居然好了。

还有一位女性，长期肝气郁结、失眠、便秘、烦躁不安，吃了很多药都没有效果，后来她去成都青城山居住了一段时间，肝气郁结的情况就好转了不少。

以上这些变化，是如何发生的呢？因为他们都用到了"青山绿水法"。

中医有一种说法，叫青色养肝，绿色调肝，现在我们每天置身于钢筋水泥的城市中，一眼望去，到处是冷色调的高楼和快速驶过的车流，很少有绿地、河流和森林，也很难仰望天空，看见蓝天白云，而且还要承受生活和工作中的各种压力……长久生活在这样的环境中，女性必然容易憋屈，肝气郁结。

人是一个整体，但只是大自然的一部分，长期远离大自然，被限制在狭窄的活动范围内，不可避免会感到烦躁、压抑和憋屈。大自然的空旷，能够让我们放飞心灵，而青山绿水不仅可以抚慰我们，疗愈内心的伤痛，还能让我们换一个角度去看世界。当走进森林，看绿树繁花时，当坐在河边，听潺潺流水时，当仰望天空，看云卷云舒时，或许会深切地感受到，世间名利都只是一时浮云，只有内心的充实才是真实的。

人一旦不拘泥于脚下，而是学会仰望天空，就具有了对生命意义的全新阐释。当视角变宽，格局变大，人就不会再对生活中的小事耿耿于怀。我常想，为什么那些高僧大德会在深山中修行，恐怕原因也在于此。

2.树洞法

电影《花样年华》中，有这样一个情节，梁朝伟饰演的周慕云，千里迢迢到吴哥窟，找到一个树洞，将内心的秘密以及无法表达的情感，对着树洞尽情倾诉。

电影中的周先生说："以前的人，心里如果有什么秘密，他们会跑到山上，找一棵树，在树上挖一个洞，然后把秘密全说进去，再用泥巴把洞封上，那秘密就会永远留在那棵树里，没有人会知道。"

有一句俗话叫"说破无毒"，其实，不仅是以前的人，现在人们更需要倾诉。一个从不倾诉的人，早晚会憋出病来。尤其是感到憋屈的女性，都应该学会倾诉，每位肝气郁结的女性，也都需要一个树洞。

不过，倾诉的树洞不一定在山上，更不必千里迢迢才能找到，这个树洞可以是你的闺蜜、知心朋友、家人或者称职的心理医生。很多女性心情不好的时候，会给闺蜜打电话聊天，这时闺蜜就是她的树洞，还有些人会找心理医生咨询，这时心理医生就是树洞，而一个好的家庭，每个成员都可以成为彼此的树洞。

在生活中找到这样的树洞，可以化解你的憋屈，治疗你的肝气不舒。

3.正念法

中医说"正气内存，邪不可干"，正气来自哪里呢？很大一部分来自正念。

正念是什么？就是把注意力集中在当下，心无旁骛，不比较，不纠结，不较真，不压抑，不焦虑，仔细体会此时此刻的感受，而其中最重要的一点是：只感受，不做评判。轻易评判，很容易让人患上认知疾病，陷入机械的认知模式，让自己失去觉察力，也让情绪失控。

而经常进入正念状态，我们就能一直活在生动的现实中，而不是在僵化的认知中。我们的情绪就不会妄动，内心也就不会憋屈，而身体内的圆圈运动就会畅通无阻，正气充足。就像《黄帝内经》所描绘的那样："恬淡虚无，真气从之。"

有一次，我与北大一个班的同学到深山拜访一位修行者，吃饭的时候，大家不停地问那位修行者问题，最后，他实在忍不住了，说道："我们修行的人，讲究吃饭的时候就专心吃饭，仔细体会五谷的滋味，大家问的问题太迫切了，所以现在我先不吃饭，专心回答你们的问题，回答完问题之后，咱们再专心吃饭，好不好？"

这位修行者所说的专心吃饭，仔细体会五谷的滋味，其实就是正念。如果我们吃饭的时候，还心有旁骛地想着别的事情，这就叫形神分离，你的身体虽然在饭桌旁，心思却在别处。

形神分离是我们纠结、憋屈的重要原因之一。

孔子说："君子坦荡荡，小人长戚戚。"君子的坦荡荡，并不是无欲无求、无情无义，而是经历一切，却也能放下一切，让过去的过去，让该来的到来，专注当下，心无挂碍。就像流水，在生命的长河中不舍昼夜，正如《心经》所说："无挂碍故，无有恐怖，远离颠倒梦想。"

而长戚戚，就是经常忧愁，长期憋屈。之所以会这样，是因为心猿意马，得陇望蜀，欲望无限扩张，没有活在当下。一个总爱与别人比较的人，会患上"比较病"；不停地评判别人和自己，会患上"应该病"；在比较和评判中落败，又会患上"受害病"和"嫌弃病"。如此这般，情绪随着认知喷涌而出，绵绵不绝，人始终活在憋屈状态中，身体也就陷入气郁、血郁、火郁、湿郁、痰郁和食郁。

而正念，恰好能够治愈认知上的这些疾病，让我们活在当下。

如今关于正念的书很多，大家可以读来修养身心，此外，还有很多白领女性喜欢练瑜伽，其实这也是一种正念的表现形式，当你把注意力全部集中在身体动作和自己的呼吸上时，就不会纠缠于过去和未来，而是真实地活在了现在。很多女性做完瑜伽后，感到自己浑身轻松，气血无比通畅；还有女性说，每次做完瑜伽后，都感觉到了充分的安全感，不再焦虑和恐惧，这些都是因为正念的力量。正念可以让我们活得真实、健康、快乐，活出女性的睿智与芬芳，也活得更有意义。

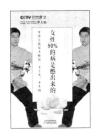

《女性 90% 的病是憋出来的》

罗大伦著　定价：48.00 元

罗博士教你不憋屈，不上火，不生病

本书不仅介绍了身体内的六种郁结，告诉大家如何诊断，如何用相应的方子和方法及时进行调理，避免酿成重病、大病。还有一点，就是希望通过帮助大家改变认知，来调整内心情绪。当认知改变后，情绪就会变好，而情绪变好后，就能做到不憋屈，不上火，不生病。

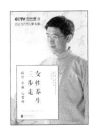

《女性养生三步走：疏肝，养血，心要修》

罗大伦著　定价：48.00 元

女性 90% 的病都是憋出来的
罗博士专为女性打造的养生经

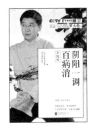

《阴阳一调百病消（升级版）》

罗大伦著　定价：36.00 元

罗博士的养生真经！

要想寿命长，全靠调阴阳。只有阴阳平衡，气血才会通畅。中医新生代的领军人物罗大伦博士，为您揭开健康养生的终极秘密——阴阳一调百病消。

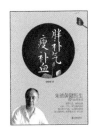

《胖补气　瘦补血（升级版）》

胡维勤著　定价：39.80 元

朱德保健医生的气血养生法！

在本书中，前中南海保健医生胡维勤教授深入浅出地讲述了一眼知健康的诀窍——胖则气虚，要补气；瘦则血虚，要补血。而胖瘦又有不同——人有四胖，气有四虚；人各有瘦，因各不同。

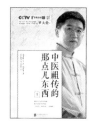

《中医祖传的那点儿东西1》

罗大伦著　定价：35.00元

中央电视台《百家讲坛》主讲人、北京电视台《养生堂》节目前主编重磅推出的经典力作！

在很多人看来，中医祖传下来的就是药草、药罐，还有泛黄的古书；

也有人认为，中医祖传的都是高深玄妙的理论，什么阴阳五行、经络穴位之类；

还有人认为，中医祖传的就是那些方子，垒出一堆"慢性子"的中药，时间久了才可见效。

读了这本书，你就会对中医有一个全新的认识。

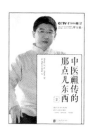

《中医祖传的那点儿东西2》

罗大伦著　定价：35.00元

感动无数人的中医故事，惠及大众的养生智慧；一读知中医，两读悟医道，三读获健康！

让人感动的，不仅仅是精彩的中医故事，还有神医们的精诚之心。让人敬佩的，不仅仅是出神入化的医术，还有神医们为钻研医术而度过的一个个不眠之夜。让人欣慰的，不仅仅是人们对中医的热忱依旧，更有名医的方子流传至今，让更多的人从中受益。

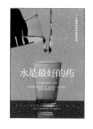

《水是最好的药》　[美]巴特曼著　定价：35.00元

一个震惊世界的医学发现！你不是病了，而是渴了！

F.巴特曼博士发现了一个震惊世界的医学秘密：身体缺水是许多慢性疾病——哮喘病、过敏症、高血压、超重、糖尿病以及包括抑郁症在内的某些精神疾病的根源，而且通过喝水就可以缓解和治愈这些疾病。

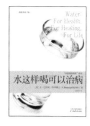

《水这样喝可以治病》　[美]巴特曼著　定价：35.00元

《水是最好的药》续篇！

《水是最好的药》阐述了一个震惊世界的医学发现：身体缺水是许多慢性疾病的根源。《水这样喝可以治病》在继续深入解析这一医学发现的同时，更多地介绍了用水治病的具体方法。

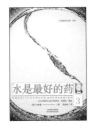

《水是最好的药 3》 [美]巴特曼著　定价：35.00 元

《水是最好的药》系列之三！

本书是 F. 巴特曼博士继《水是最好的药》《水这样喝可以治病》之后又一轰动全球的力作。在这本书中，他进一步向大家展示了健康饮水习惯对疾病的缓解和消除作用，让你不得不对水的疗效刮目相看。

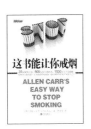

《这书能让你戒烟》 [英]亚伦·卡尔著　定价：36.00 元

爱她请为她戒烟！宝贝他请帮他戒烟！别让烟把你们的幸福烧光了！

用一本书就可以戒烟？别开玩笑了！如果你读了这本书，就不会这么说了。"这书能让你戒烟"，不仅仅是一个或几个烟民的体会，而是上千万成功告别烟瘾的人的共同心声。

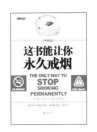

《这书能让你永久戒烟（终极版）》

[英]亚伦·卡尔著　定价：52.00 元

揭开永久戒烟的秘密！戒烟像开锁一样轻松！

继畅销书《这书能让你戒烟》大获成功之后，亚伦·卡尔又推出了戒烟力作《这书能让你永久戒烟》，为烟民彻底挣脱烟瘾的陷阱带来了希望和动力。

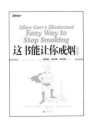

《这书能让你戒烟（图解版）》

[英]亚伦·卡尔 著　[英]贝弗·艾斯贝特绘 定价：32.80 元

比《这书能让你戒烟》文字版，更简单、更有趣、更有效的戒烟书，让你笑着轻松把烟戒掉。

什么？看一本漫画就可以戒烟？

没错！这不是开玩笑，而是上千万烟民成功戒烟后的共同心声。

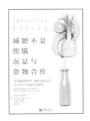

《减肥不是挨饿，而是与食物合作》

[美]伊芙琳·特里弗雷　埃利斯·莱斯驰 著 定价：38.00 元

这本颠覆性的书，畅销美国 22 年，让 1000 万人彻底告别肥胖。

肥胖不仅是身体问题，更是心理问题。

减肥不止是减掉赘肉，更是一次心灵之旅。